膠原病
ケーススタディ

Collagen disease
case study

監修
廣瀬 俊一（順天堂大学 名誉教授／アークヒルズクリニック院長）

著者
山中 健次郎（杏雲堂病院 内科部長）
高崎 芳成（順天堂大学 教授）

株式会社 新興医学出版社

監　修

廣瀬　俊一
（順天堂大学名誉教授
アークヒルズクリニック院長）

執　筆　者

山中　健次郎
（杏雲堂病院内科部長）

高崎　芳成
（順天堂大学教授）

廣瀬　俊一
（順天堂大学名誉教授）

序　文

　膠原病は全身性多臓器疾患である。このことは膠原病を知る医者にとって常識的な知識である。しかし，実際の日常診療の中で診療各科の医師が患者に対してどれだけ膠原病を疑って診療を行っているだろうか。膠原病を専門とする医師にとっても，ときに見逃したり，誤診を行うことが多い。膠原病，リウマチ，アレルギーを標榜（この標榜科名についても問題はあるが）している専門病院の診療科でも，その診療科に属する医師に間違いのみられることがある。

　膠原病という疾患病名はなく，その中に多くの疾患が含まれるし，また，各疾患がオーバーラップして存在することも多い。

　本書は膠原病に永年携わり，それを専門とする杏雲堂病院の山中部長が順天堂において高崎教授とともに研究，診療に従事し得た知識をもとに，膠原病などの免疫疾患を専門とする病院や他のクリニックより紹介された患者の精査，診療を行ってきた各症例について代表的なものを選んでまとめたものである。各症例についての記述の中，多少詳細に亙って各種検査が行われているが，これらには膠原病を正確に診断し，適切な治療を行うために必要なものが多い。膠原病の日常診療には，とくに外来では，現在の保険診療上，一度に出来ない検査などもあるが，この点は保険診療を行う上で分散して検査を行わなければならない矛盾のあるところである。検査を分散して行わなければならない場合には各検査結果を相互に比較して病態を評価する上で問題となる点（相対的価値の低下）もあるが，これは，現在の膠原病の保険診療上やむを得ないところであると思われる。しかし，膠原病を多臓器疾患，および合併症の多い病態，多様な経過をとる疾患と捉えられる場合には，ある検査結果が陰性であることも意味のある場合が多い。

　他の医師が診ている患者や発病初期の段階で，確診に至らなかった症例を診断確定して，治療方針を方向付けて，もとの主治医にフォローをお願いした症例もある。

　これまで，多くの膠原病についての専門書が出されているが，それぞれの疾患についての症例検討が詳細になされたものは少ない。

　膠原病は同じ病名でも各症例により，その対応の仕方も違ってくる。その個々の症例に対する特殊性も考慮に入れて解説すると非常に複雑になるが，このケースレポートでは実地医家の立場より可能な限り，総括的にして，なお各疾患の症例ごとの特異性も考慮できるように各ケースを選び，要領よくまとめた．

　実際の日常診療の場において膠原病が疑われるとき，また確診が得られないときに本書の症例と類似性のある，また興味ある症例に目を通しておくことによって，診断や治療方針の決定に本書が役立つものと思われる。

　また，研修医，臨床実習の始まった初心者は，各症例を読むことによって，病気に対応する考え方をまとめるのに有用であり，とくに巻末資料は日常の実地診療を行う上で役に立つと考える。

廣瀬　俊一

謝　辞

　本書にはこれから膠原病を学ぶ方や一般医家の方を対象とし，おもに杏雲堂病院で経験した症例の中から，臨床の場でよく経験する比較的典型例を選び示しました．これらの症例は，もちろん私一人で診療したのではなく，杏雲堂病院の診療スタッフと一緒に，順天堂大学膠原病内科の多大な援助と廣瀬俊一先生，高崎芳成先生のご助言によりなされました．

　終わりに，一緒に診療したスタッフの皆様（以下に示す）も感謝の意を表したいと思います．

山路　千春先生
梁　　広石先生
平島　美賀先生
志村　右子先生
千葉　麻子先生
森田　優子先生
松下　野枝先生
池田　圭吾先生
頭山　尚子先生
仲野総一郎先生
高崎　千穂先生

中山　健次郎

目 次

はじめに（膠原病とはどんな病気か）・・・1

CASE 1　RA-1　多関節痛を主訴に受診した典型的早期関節リウマチの症例・・・・・・・5
CASE 2　RA-2　発熱，多関節炎，皮疹を訴える悪性リウマチ例・・・・・・・・・・・・・・・・17
CASE 3　RA-3　治療抵抗性関節リウマチ・・・・・・・・・・・・・・・・・・・・・・・・・・・・・・・・・23
CASE 4　AS　思春期から腰背部痛を認め，慢性に進行した強直性脊椎炎・・・・・・・・33
CASE 5　SAPHO　発熱，前胸部痛，腰痛，掌蹠膿疱症，痤瘡の症例・・・・・・・・・・・41
CASE 6　Gout　疼痛のため歩行困難の出現した痛風・・・・・・・・・・・・・・・・・・・・・・・・47
CASE 7　PM/DM-1　筋症状，筋原性酵素の上昇，皮疹を訴える皮膚筋炎・・・・・・・55
CASE 8　PM/DM-2　典型的ヘリオトロープ疹を示す皮膚筋炎・・・・・・・・・・・・・・・・67
CASE 9　PMR　劇的に改善したリウマチ性多発筋痛症・・・・・・・・・・・・・・・・・・・・・・73
CASE10　FM　検査所見ではほとんど異常を認めない線維筋痛症・・・・・・・・・・・・・・79
CASE11　SLE-1　典型的な全身性エリテマトーデス・・・・・・・・・・・・・・・・・・・・・・・・83
CASE12　SLE-2　ループス腎炎を発症した全身性エリテマトーデス・・・・・・・・・・・・93
CASE13　SLE-3　中枢神経障害以外の全身性エリテマトーデス疾患活動性を
　　　　　　　　示さない CNS ループス・・・・・・・・・・・・・・・・・・・・・・・・・・・・・・・・・・・99
CASE14　SLE-4　全身性エリテマトーデスの虚血性腸炎，抗リン脂質抗体症候群合併例・・107
CASE15　SS　シェーグレン症候群と甲状腺機能低下症，原発性胆汁性肝硬変の合併例・・・115
CASE16　MCTD　混合性結合組織病に肺高血圧症を合併した症例・・・・・・・・・・・・・125
CASE17　SSc　典型的な全身性強皮症・・・・・・・・・・・・・・・・・・・・・・・・・・・・・・・・・・139
CASE18　AOSD　成人発症 Still 病の薬物治療が奏功した例・・・・・・・・・・・・・・・・・151
CASE19　MPA　顕微鏡的多発血管炎の混合性結合組織病合併例・・・・・・・・・・・・・・159

巻末資料1　実際のリウマチ性疾患診察の進め方・・・・・・・・・・・・・・・・・・・・・・・・・・・165
巻末資料2　膠原病の検査・・169
巻末資料3　ステロイド薬・・181
巻末資料4　膠原病の治療・・185
巻末資料5　略語一覧・・187

膠原病ケーススタディ

CASE 1

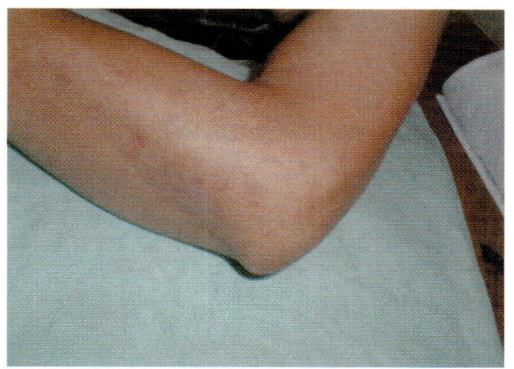

写真2　リウマトイド結節（本文p.10参照）

CASE 2

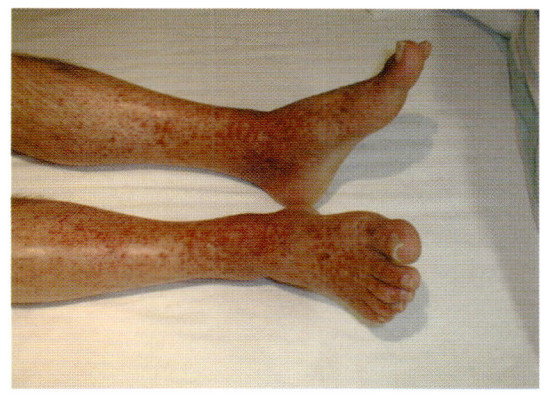 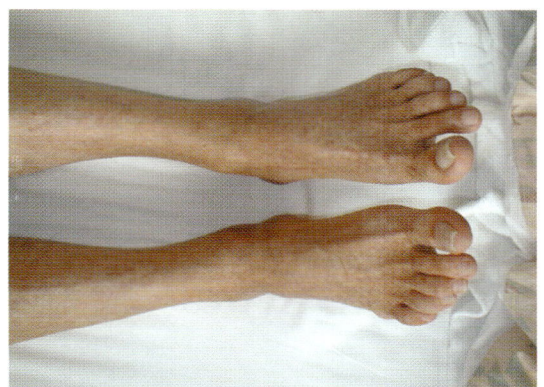

写真3　入院時（治療前）の皮疹（左）と治療後の皮疹（右）　（本文p.21参照）

CASE 5

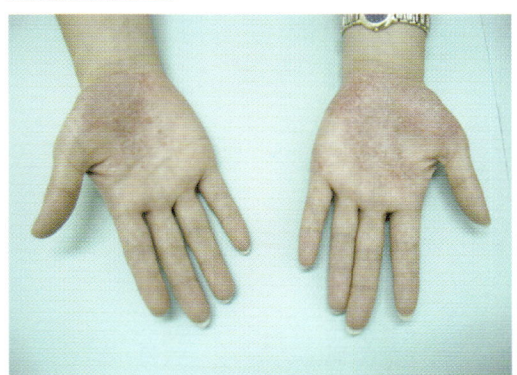 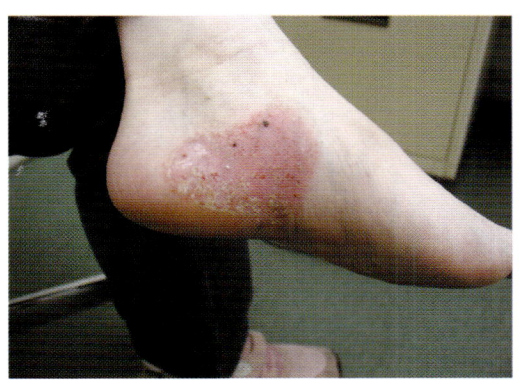

写真9　手掌の掌蹠膿疱症　　　　　写真10　足蹠の掌蹠膿疱症
　　　　　　　　　　　　　　　　　　　　　（写真9, 10　本文p.43参照）

CASE 6

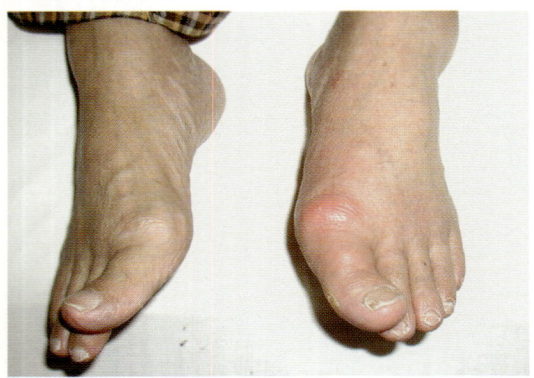

写真12　右第1中足趾関節の発赤腫脹（本文p. 48参照）

CASE 7

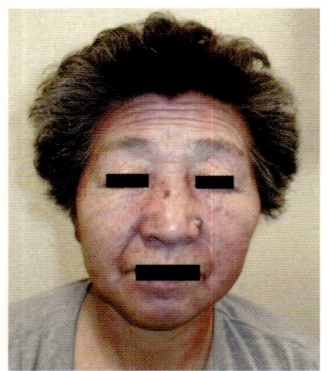

写真13　前額部・両頬部・顎部の紅斑
頬部の紅斑は鼻唇溝を越える。

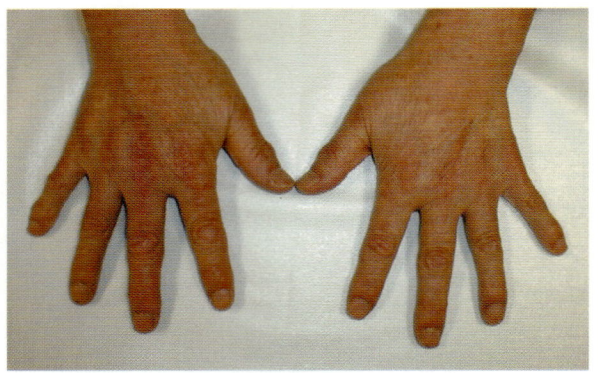

写真14　指節間関節伸側面にGottronの丘疹
当初掻痒感を伴う発赤として現れ，徐々に扁平に肥厚した。

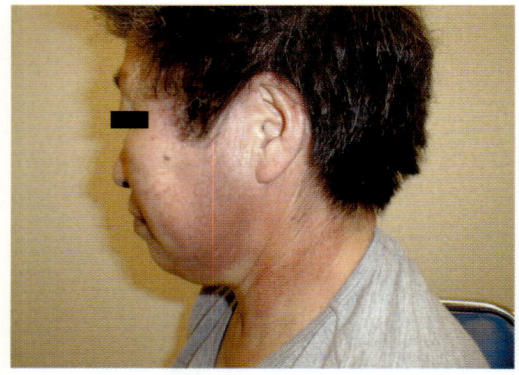

写真15　頸部前胸部の紅斑

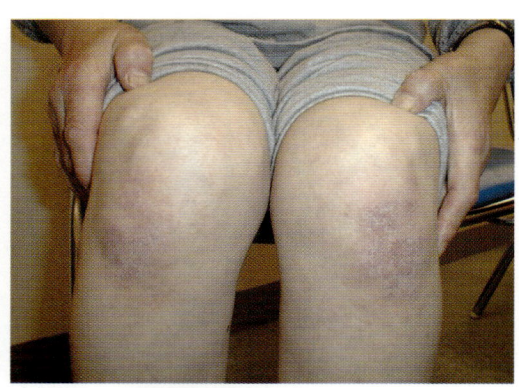

写真16　膝関節伸側面の紅斑
（写真13～16　本文p. 57参照）

CASE 8

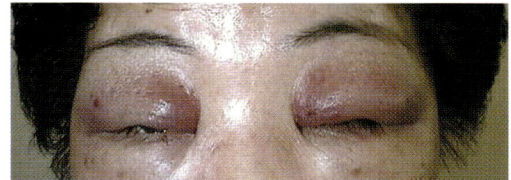

写真18 典型的ヘリオトロープ（本文p. 69参照）

CASE 11

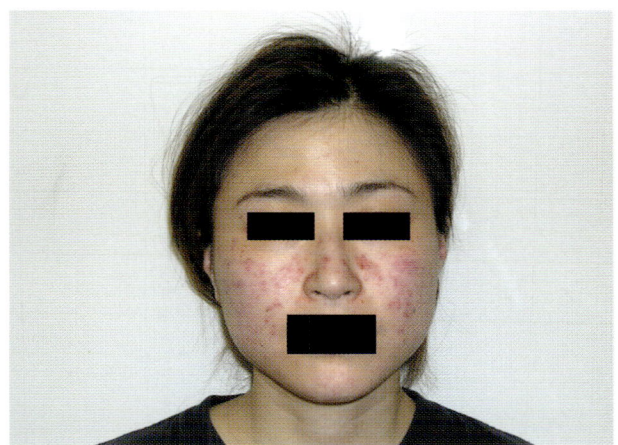

写真19 蝶形紅斑（本文p. 84参照）

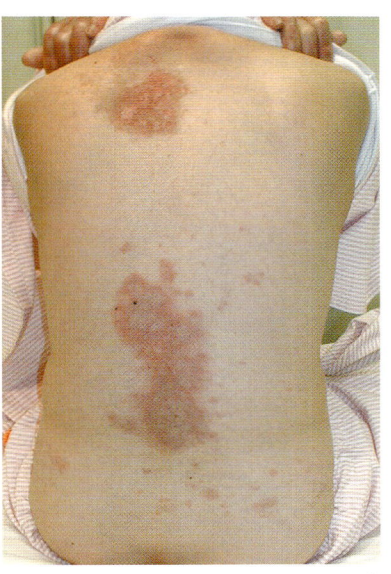

写真20 亜急性皮膚エリテマトーデス（SCLE）

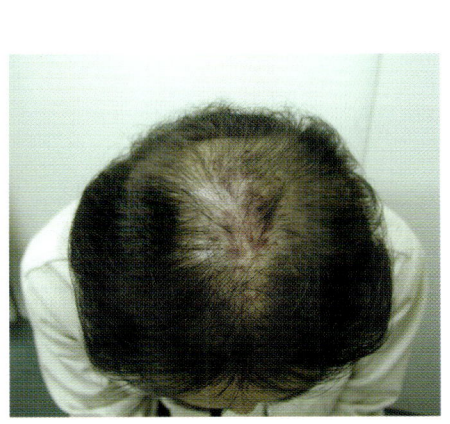

写真21 円盤状紅斑（DLE）

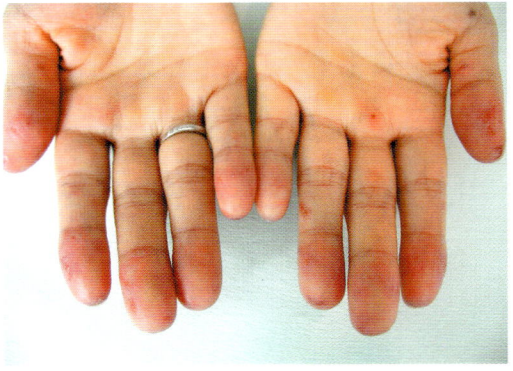

写真22 凍瘡状エリテマトーデス
　　　　（写真20〜22　本文p. 89参照）

CASE 11

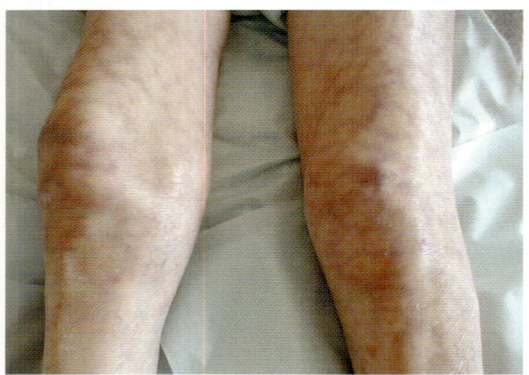

写真 23　網状皮斑　　　　　（本文p. 89参照）

CASE 15

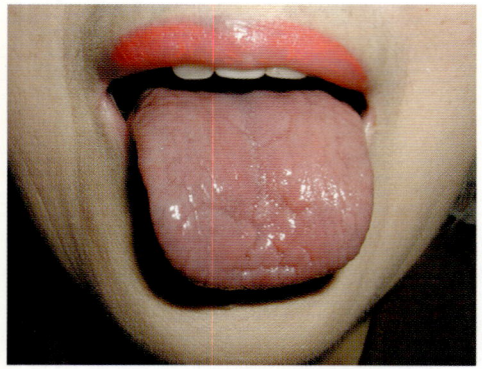

写真 25　シェーグレン症候群の舌所見
発赤し平滑で溝を認める
　　　　　　　　　　（本文p. 118参照）

CASE 16

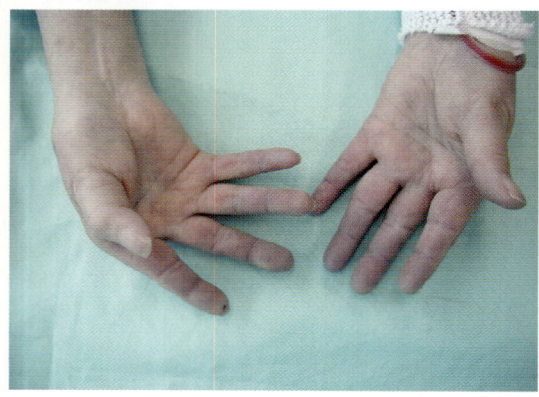 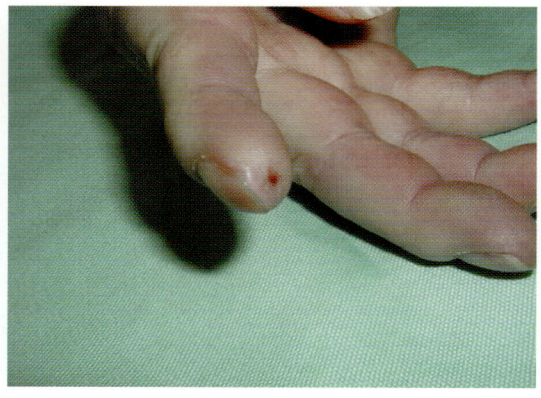

写真 26　レイノー現象　　　　写真 27　指尖潰瘍（写真 26，27　本文p. 127参照）

CASE 17

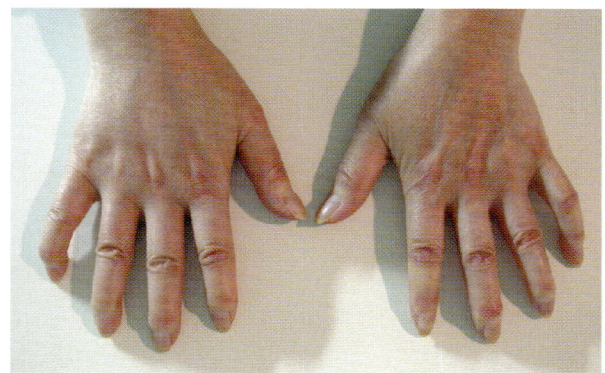

写真31　両手指の硬化と腫脹

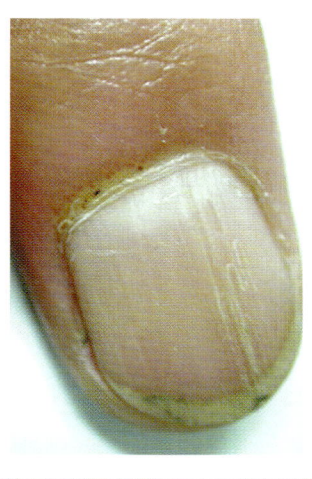

写真32
爪郭（nailfold）
毛細血管拡張，
出血
（写真31，32
本文p.140参照）

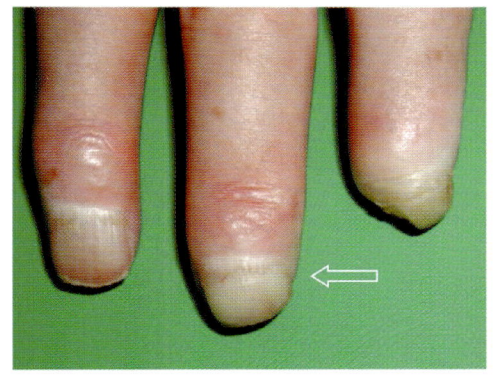

写真36　爪上皮延長
強皮症患者の爪上皮延長（矢印），指の短縮。

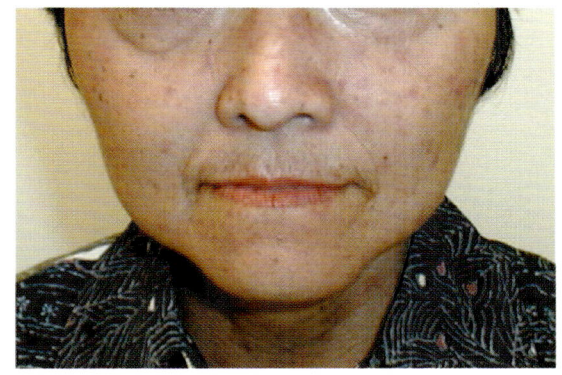

写真37　毛細血管拡張
強皮症患者(48歳)顔面の斑状の毛細血管拡張と口唇周囲の皺。
年齢よりも老けて見えることがある。

（写真36，37　本文p.146参照）

CASE 18

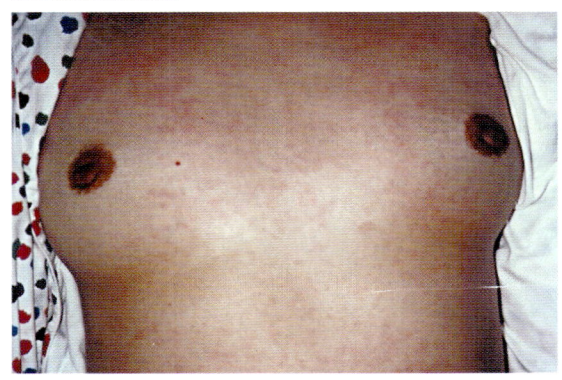

写真38　AOSDの皮疹
皮疹（サーモンピンク色）は発熱時に前胸部を中心に出現した。

（本文p.152参照）

はじめに
膠原病とはどんな病気か

　膠原病の概念は，1942年にKlemperer博士によって結合組織の膠原繊維の膨化変性という，病理学的に共通の変化を持つ疾患群としてまとめられたものである。これらの疾患には，関節リウマチ，リウマチ熱，多発性筋炎/皮膚筋炎，強皮症，全身性エリテマトーデス，結節性多発動脈炎の6つの疾患が含まれていた。その後，同様の病理学的変化を持つ多くの疾患のあることが知られるようになり，これら類似病変を持つ疾患を膠原病類似（または類縁）疾患として"いわゆる膠原病"の中に入れられて，これらを総称する疾患群として理解されるようになった。

　このように，膠原病は病理学的変化から名づけられた疾患群であるが，臨床的には多くの運動器および付属器（腱，靱帯，筋肉など）の疼痛を伴い，この疼痛が移動（または強弱の変化）することから，流れるという言葉Rheumaから出てRheumatism，いわゆるリウマチ性疾患という言葉で，いわれるようになった。さらに，その後の研究（特に自己免疫現象の発見）から，これらの病態の出現に自己免疫が関与すると考えられ，病因的に自己免疫疾患といわれることもある。これらの呼称と意味づけは表1に示すように表現するとわかりやすい。

　このように呼称される疾患群の相互の関係は図1のごとくになる。すなわち，自己免疫病といわれるものが必ずしも病理組織学的に膠原病と一致するとは限らない。また，自己免疫現象があっても必ずしも病変をおこすとは限らない。したがって，これらの疾患群名が必ずしも相互に1つにまとまるわけではなく，これらの関係は図1のように相互に一部が重なり，また全部が重なるところがあり，このお互いに重なりあう部分が膠原病といわれるものと理解される。

○膠原病の臨床像すなわち多臓器病変

　膠原病が全身疾患であり，多臓器病変を示すことを知ることが，膠原病の診療に欠くことができない基本的知識である。はじめに述べたKlempererの膠原病の6疾患は，古典的膠原病といわれ，現在では，他の多くのいわゆる膠原病類縁疾患を含めて一般的に広い意味で膠原病といわれている。これらの疾患の多くは多かれ少なかれ血管炎を伴う病変を持つと考えられている。したがって，結合織と

表1　膠原病のおよび他の疾患群名呼び方の意味

膠原病：病理組織学的立場
　基本的にKlempererの立場に立つ
　1. 結合組織の変性膨化を含む特異的変化
　2. 慢性系統的疾患
　3. 炎症症状の存在
　4. 免疫学的変化

膠原病類縁疾患を含む疾患群
結合組織病：病理学的・生化学的立場
　結合組織の変性を伴う幅広い疾患
リウマチ性疾患：臨床的立場
　運動器の疼痛を伴う疾患
自己免疫病：病因論的立場
　自己免疫が病態形成に関与すると考えられる疾患

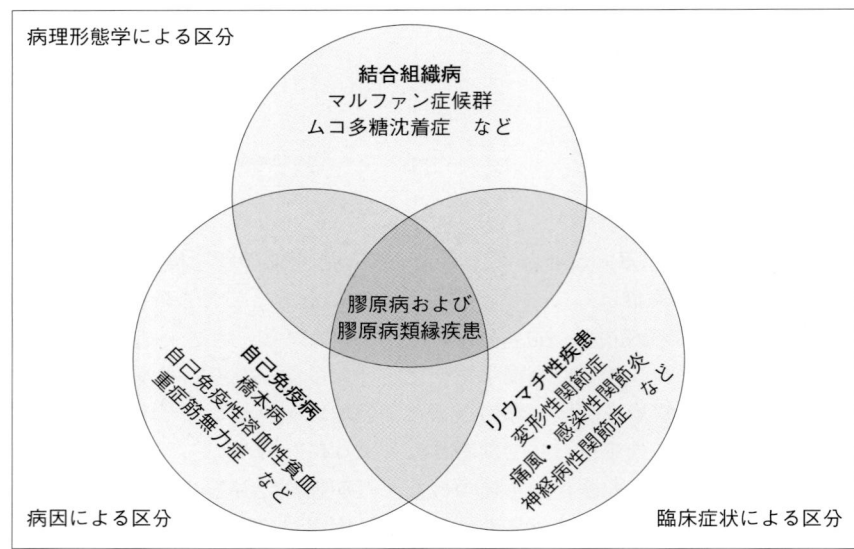

図1　各疾患群の関係

同じように血管が存在するいたるところに病変がおこり，症状があらわれると考えれば，その病状の多様性と多臓器症状をあらわすということが納得されやすい．

膠原病（広い意味での）に伴う症状が出現する臓器とおもな症状を**表2**にあげておく．これらについては各疾患の項目の記述によって理解されると考える．

○膠原病（類似疾患を含む）の臓器特異性と重複性
　膠原病は多臓器疾患であることを述べたが，膠原病には多臓器に病変をおこしやすい疾患と，ある特定臓器に病変が集中しやすい疾患とがある．たとえば，全身性エリテマトーデスでは，皮膚，関節部を含む運動器，眼，肝臓，胆嚢，膵臓，消化器，膀胱などのほか，神経系に病変が出現し，ときには中枢神経症状として精神異常などもおこすことがある．
　たとえば，原発性シェーグレン症候群では外分泌腺に主病変があり，外分泌機能を持つ臓器の病変が，いくつかの臓器におこってくる．しかし，続発性（2次性）シェーグレン症候群では，他の膠原病を併発または他の膠原病に続発してくるので，症状は乾燥症だけでなくより複雑になってくる．関

表2 膠原病に関与する臓器と症状

全身症状：発熱，倦怠感，こわばりなど
関節症状：部位，関節炎（対称性，発赤，腫脹，疼痛，熱感，機能障害），関節周囲組織の症状（腱鞘炎など）
その他筋肉症状：筋肉痛，筋萎縮など
皮膚・粘膜：皮下結節，皮膚硬化（浮腫，硬化，萎縮），浮腫，潰瘍，脱毛，紅斑（手掌，爪郭，指尖，顔面），日光過敏症，Raynaud現象，粘膜潰瘍など
眼症状：羞明，視野欠損，異常乾燥感，眼底など
循環器：心疾患，血管炎に伴う症状など
消化器：嚥下困難，口腔内乾燥感，開口障害，下痢，便秘，腹痛など
呼吸器：肺線維症，肺（臓）炎，胸膜炎に伴う症状など
泌尿器：尿道炎，膀胱炎，腎炎に伴う症状など
神経：末梢神経炎，中枢神経症状など
その他：リンパ腺腫，脾腫，肝腫，甲状腺腫など

表3 膠原病の臓器特異性

多臓器疾患（ほとんどすべての臓器に病変をおこしやすい疾患）
　例　全身性エリテマトーデス（SLE）
　　　混合性結合組織病
　　　重複症候群など

臓器特異的疾患（ある特定の臓器に病変があらわれやすいもの，ただし，他臓器にも病変が出現してくる）
　例　関節リウマチ—関節など運動器
　　　原発性シェーグレン症候群—外分泌腺
　　　多発性筋炎—筋肉
　　　ベーチェット病—眼，消化器，粘膜

節リウマチでは，肺（膠原病肺，リウマトイド肺）その他多くの臓器の病変もおこるが，おもに関節が冒されるという特徴がある．表3に概念としての特異的疾患の例を示しておく．

○各疾患の臓器病変の多様性と診療

　膠原病の臓器特異性は，同一疾患でも障害臓器は一様でない．たとえば，全身性エリテマトーデスでは，腎障害が強いもの，呼吸器障害が強いもの，皮膚障害が強いものなどその病態によって分けることができる．したがって，同一病名であっても，患者それぞれによって症状，経過も異なってくる．この点が，膠原病診療において複雑性と広く全体像をみることと，個々の臓器の病変を見逃さないようにする必然性が重視されるところである．また，重複症候群として膠原病に含まれるいくつかの疾患が，時を同じくして，また時をずらして合併してくることがある．診療上，1つの疾患の多臓器病変として出現したものか，重複症候群として多臓器に病変が出てきたものかを鑑別する必要もある．
　1つの臓器に目を奪われて全体像を見逃すことがないようにすることが，膠原病を多臓器疾患として診療していく基本的姿勢であることを理解して，日常診療に誤りをきたさないことが必要である．
　本書では，多臓器病変を持つ膠原病の診療に，専門分化したそれぞれの診療科の体系をお互いに融合する，または交叉することによって，膠原病を理解するための各診療科からみた知識を整理して日常診療に対応する必要性を示した．それとともに，比較的普遍的な，また最近注目されてきている疾患について日常診療で経験した症例を提示して，具体的な検査結果，診断，治療について各症例ご

表4 膠原病（リウマチ性疾患としてみた）の多様性

結合組織病
　シェーグレン症候群　ベーチェット病　悪性関節リウマチ　フェルティー症候群　スティール病　ライター病
　CREST症候群　混合性結合組織病　リウマチ性多発筋痛症　ウェゲナー肉芽腫症　巨細胞（性）動脈炎　再発性
　多発軟骨症　強直性脊椎炎　その他

自己免疫疾患と考えられる疾患
　膠原病類縁疾患　その他
　グッドパスチュアー症候群　橋本病　自己免疫性溶血性貧血　特発性血小板減少性紫斑病　自己免疫性糖尿病
　重症筋無力症　多発性硬化症　天疱瘡　類天疱瘡　自己免疫性肝炎　原発性胆汁性肝硬変症　自己免疫性胃炎
　交感性眼炎など

遺伝的素因が考えられる疾患
　マルファン症候群　ホモシスチン尿症　関節不安定症候群　骨形成不全症候群　骨軟骨形成不全症　弾性線維性
　偽性黄色腫症など

　とに解説し，典型的症状についてその症例の項で解説を行った．また，日常診療で「ある臓器病変」をみた場合には，いくつかある膠原病病態の1つの臓器病変を診ているということを常に考えるための基礎知識としてそれぞれの臓器の病態を示した．膠原病の診療では，すべての診療科にわたって全身的にみていくことが必要であるが，そのためにはすべての診療科にわたっての基本的臨床知識の整理が必要となる．そうすることによって膠原病のみならず，幅広い診療を医療の場に取り入れることになる．本書がその観点に沿って，日常診療に役立つように活用されればと願うしだいである．

　最後に膠原病・膠原病類縁（似）疾患を図1のように分類した各疾患群の代表的なものを表4にまとめておく．

文　献

1) 廣瀬俊一：リウマチ性疾患の分類．臨床免疫21（Suppl.14）:1-9, 1982.
2) 廣瀬俊一：リウマチ性疾患，膠原病，結合組織病，自己免疫疾患の相互関係．リウマチ科 10：32-37, 1993.
3) 熊谷俊一：膠原病の診断のすすめ方．臨床と研究 76：1-5, 1999.

（廣瀬　俊一）

CASE 1 RA-1

Rheumatoid Arthritis
関節リウマチ

●本症例の特徴
多関節痛を主訴に受診した典型的早期 RA の症例

●症例：32歳　女性
主訴：手指関節の腫脹，疼痛
家族歴：リウマチ性疾患は認めず，他に特記すべきことなし
既往歴：特記すべきことなし
現病歴：2003 年 11 月より起床時にしばしば右第 3 指，第 4 指の PIP 関節の関節痛，左第 1 指の IP 関節痛を自覚。また同時期から起床時，10 分程度の手のこわばりを自覚する。症状は，当初継続的でなかったが，2004 年 4 月より連日疼痛が認められ，右第 3 指・第 4 指 PIP，左第 1 指 IP 関節腫脹が出現。右第 2 指 PIP 関節，両手関節にも疼痛が出現し，手のこわばりも起床後 30 分持続するようになり，全身倦怠感も加わったため 5 月 16 日当科外来受診。

●初診時現症
身長：148 cm，**体重**：49.8 kg，**体温**：36.1 ℃，**血圧**：136/80 mmHg，**脈拍**：78 /分・整
眼瞼結膜：貧血なし，**眼球結膜**：黄疸なし，**口腔内**：異常認めず，**甲状腺**：腫大認めず
表在リンパ節：触知せず，**胸部**：心音正常，呼吸音正常，**腹部所見**：異常なし，肝脾触知せず，
頸部，胸部，腹部：血管雑音聴取せず，**四肢**：浮腫認めず，
関節所見：チャート参照，**皮膚症状**：皮疹および皮膚硬化，リウマトイド結節等認めず，
神経学的所見：特記すべきことなし，**握力**：右 110 mmHg，左 60 mmHg
筋力：低下認めず（両上肢ともに MMT5），筋肉痛および握痛を認めず

検査所見

Urinalysis
protein	(−)
Sugar	(−)
WBC	1-9/H
RBC	0-1/H
尿潜血	(−)
細胞性円柱	(−)

Peripheral blood
WBC	7,250/μl
Neu	65.0%
Lymp	28.0%
Eosino	0.5%
Baso	0.0%
Mono	6.5%
RBC	422×10^4/μl
Hb	13.0 mg/dl
Ht	38.7%
Plt	30.2×10^4/μl
Ret	6.3‰
Esr	25 mm/hr

Coagulation
APTT	32 sec
PT	104%

Chemistry
TP	7.4 g/dl
ALB	3.4 g/dl
T-Bil	0.7 mg/dl
GOT	32 IU/l
GPT	24 U/l
ALP	222 IU/l
γ-GTP	25 U/l
LDH	251 IU/l
BUN	13.2 mg/dl
Cr	0.42 mg/dl
UA	5.2 mg/dl
Na	142 mEq/l
K	3.8 mEq/l
Cl	110 mEq/l
CPK	246 U/l
AMY	70 IU/l

Serology
CRP	2.0 mg/dl
IgG	1,723 mg/dl
IgA	222 mg/dl
IgM	124 mg/dl
CH50	45.2 U/ml
IC（C1q）	<1.5 μg/ml
ANA	40×
Homo	40×
Speck	40×
RF	66 U/ml

胸部X線：異常所見なし
EKG：WNL

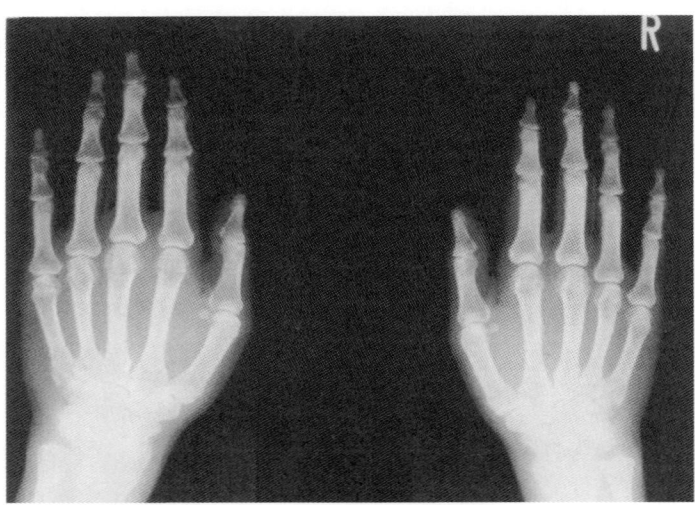

写真1　両手指X線
右第3指、第4指のPIP関節、左第1指のIP関節に軟部組織の腫脹と関節裂隙狭小を認める。

問診にて，患者は多関節炎，それも滑膜炎を患っていることが強く疑われ診察を行った．実際の診察の進め方は巻末に示す．疼痛を訴える関節は，右第3指，第4指のPIP関節，左第1指のIP関節で骨性の腫脹ではなく紡錘状に腫脹し，圧痛を認めた．そのことより滑膜炎が存在すると考えた．また，関節以外に特異的な圧痛点は認めなかった．通常ウイルス感染症に伴う関節炎・痛はself limitedであり2〜3週で消失するとされているが，この症例では滑膜炎を認め，症状も6週以上続きさらに徐々に進行していた．よって，全身性リウマチ性疾患が強く疑われた（図2参照）．

全身性リウマチ疾患が疑われた場合，少なくとも以下の点（ *Check!* 参照）について明らかにして

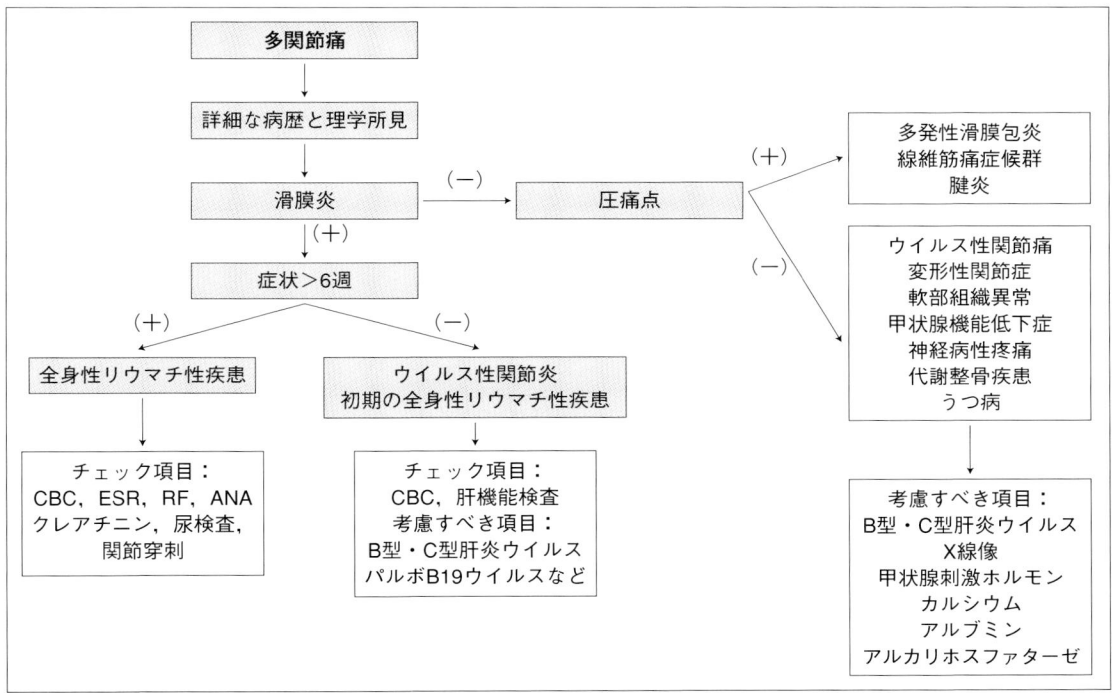

図2　多関節痛を訴える患者への初期アプローチ
ACR AD HOC COMMITTEE ON CLINICAL GUIDELINES : Guidelines for the initial evaluation of the adult patient with acute musculoskeletal symptoms. Arthritis Rheum 39 : 5, 1996

Check!
多発性関節炎症例のチェック項目
1. 原因不明の発熱の有無
2. 皮疹の有無
3. レイノー現象の有無
4. 口内炎，口腔内潰瘍の有無
5. 眼乾燥，口腔乾燥の有無
6. 筋肉痛，筋力低下の有無

表5 急性筋骨格症状を認める患者の初期評価

		腱炎/滑液嚢炎	非炎症性の関節障害*	全身性リウマチ性疾患
症状	朝のこわばり	局所, 短時間	局所, 短時間	著明に遷延
	全身的症状	なし	なし	あり
	もっとも不快なとき	使用時	長時間使用後	長時間安静後
	嵌頓, 不安定性	肩腱板断裂, ばね指以外はまれ	遊離体, 関節内障, 筋力低下	珍しい
	対称性	珍しい	ときに	通常
所見	圧痛	局所, 関節周囲, 圧痛点(線維筋痛症)	まれ	すべての罹患関節
	炎症所見 (滲出液,疼痛,熱感,紅斑)	腱および滑液胞	まれ	通常
	不安定	珍しい	ときに	ときに
	多臓器疾患	なし	なし	しばしば

＊たとえば，変形性関節症または関節内障

ACR AD HOC COMMITTEE ON CLINICAL GUIDELINES : Guidelines for the initial evaluation of the adult patient with acute musculoskeletal symptoms. Arthritis Rheum 39 : 5, 1996.

おくことが必要である．本症例では，1～6どの項目についても症状を認めなかった．

　全身性リウマチ疾患と腱炎/滑液嚢炎，非炎症性の関節障害＊の鑑別を**表5**に示す．重要な点として局所の機械的な問題(滑液嚢炎, 腱炎, ねんざ, および筋違え)と変形性関節症（OA）では朝のこわばりはほとんどなく，関節リウマチ（Rheumatoid Arthitis；RA）に特異的なリウマトイド結節も認めない．これを参考にしても，本症例の関節痛は全身性リウマチ疾患によるものと考えられた．

　関節リウマチは早期に治療を開始した場合，骨変形，機能障害をきたしにくく，それゆえ早期診断が重要となる．この症例は，初診時のX線検査およびリウマトイド因子（RF）測定をしていない時点で早期関節リウマチの診断基準（**表6**）のうち，朝のこわばり，手指関節の腫脹，対称性腫脹の3項目が陽性であり，関節リウマチが強く疑われた．

　また，疼痛・圧痛，腫脹関節についての診察結果は必ず図に示して，また疼痛の程度，疲労感の度合い，全般的体調についてはVAS（visual analog scale）を用い，現在の運動機能については質問形式で行い記録する．当科で使っているチェックシートを示す（**図3**）．

　診察を終え，関節リウマチの疑いがあれば，X線検査，血液尿検査の必要性を説明し施行する．本症例では，関節液の貯留は認めず，関節穿刺は行わなかった．初診時より疼痛が強いためNSAIDsの投与を開始した．

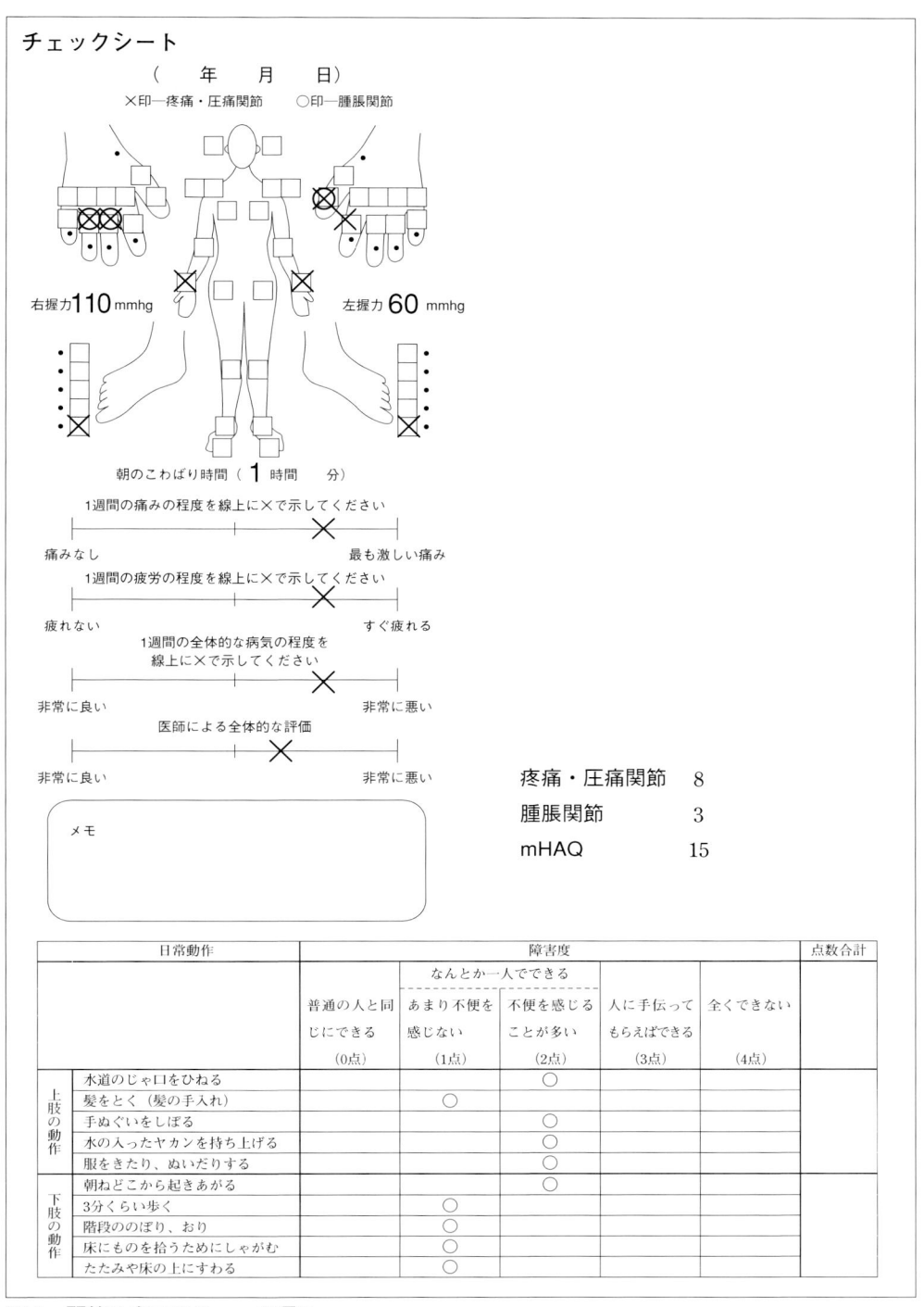

図3 関節リウマチチェック項目

> **Check!**
>
> **リウマトイド結節**
>
> 　リウマトイド結節は関節リウマチに特異的で患者の約10〜20％で認めるが，初期の関節リウマチでは頻度は少ない。また，メトトレキサートの治療によりその発生頻度が上昇することが知られている。その性状は通常固いものとされているが，まれにマシュマロのように軟らかく，潰瘍を形成するものもある。大きさは直径数センチメートルまでで，一般に皮下に形成され，好発部位は膝，肘，踵，坐骨結節，脊椎棘突起部，肩甲骨部，および手・足関節近接部，後頭部のような，皮膚と骨が近接し繰り返し圧迫を受けやすい部位にて認められる。また，皮下以外にも形成されることがあり，腱や骨膜，さらに肺内に形成されることもある（Caplan's nodules）。もしこれが眼球の強膜で生じれば，穿孔性強膜軟化症を発症する可能性もある。リウマトイド結節を**写真2**にて示す。

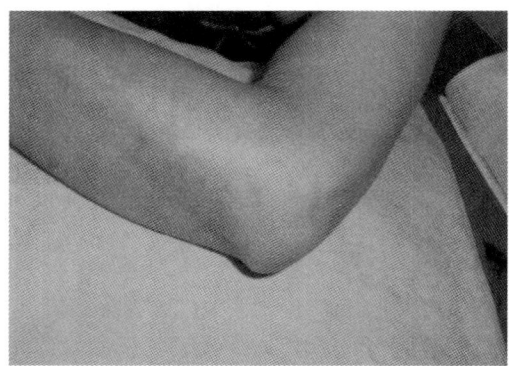

写真2　リウマトイド結節（巻頭カラー参照）

診　断

　検査結果では赤沈値の亢進，リウマトイド因子陽性を認めた。抗核抗体も陽性であったが40倍（H・S）と抗体価は低く，他の膠原病の所見を認めず，特異的な陽性とは考えなかった。また，手指・足趾のX線（関節リウマチが疑われた場合ルーチンで行う）では関節裂隙の狭小化は認めたが，骨びらんは認めなかった。この時点で，全身性エリテマトーデス（systemic lupus erythematosus；SLE），混合性結合組織病（mixed connective tissue disease；MCTD），強直性脊椎炎（ankylosing spondlylitis；AS），ベーチェット病，乾癬性関節炎などの除外項目を示唆する所見もなく，リウマトイド因子陽性が加わり早期関節リウマチと診断される。一般に，関節リウマチの診断は1987年のアメリカリウマチ学会慢性関節リウマチの分類基準（**表7**）を用いて行われるが，この時点で発症から6週間以上症状，所見が継続しており，3ヵ所以上の関節炎，手の関節炎，対称性関節炎，血清リウマトイド因子が認められ7項目中4項目が陽性であり関節リウマチと診断した。

　関節リウマチの程度は，X線による骨関節変化の度合いと，機能評価を用いて示される。通常**表8**に示すSteinbrockerの分類が用いられ，本症例では関節リウマチ（Stage I，Class 2）ということになる（近年骨破壊の程度はSharp分類が使用されることが多くなってきている）。

表6　早期関節リウマチの診断基準

1. 朝のこわばり15分以上（≧1週）
2. 3つ以上の関節域の腫脹（≧1週）
3. 手関節，MCP，PIP，足関節またはMTPの腫脹（≧1週）
4. 対称性腫脹（≧1週）
5. リウマトイド因子
6. 手または足のX線変化，軟部組織紡錘状腫脹と骨粗鬆症または骨びらん

以上6項目中，4項目以上あてはまれば早期RAと診断してよい
　［除外項目］SLE，MCTD，AS，ベーチェット病，乾癬性関節炎

厚生省リウマチ調査研究事業平成6年度研究報告書

表7 関節リウマチの分類基準

	基準	定義
1	朝のこわばり	関節とその周囲の朝のこわばりが最大限改善するまでに少なくとも1時間続くこと。
2	3ヵ所以上の関節炎	少なくとも3ヵ所の関節で同時に軟部組織の腫脹または関節液貯留（骨の過成長のみであってはならない）が医師により確認されること。発症可能部位は14ヵ所，すなわち左右のPIP（近位指節間），MCP（中手指節間），手関節，肘，膝，足，MTP（中足趾節間）の関節とする。
3	手関節炎	手関節，MCP，またはPIPの関節の少なくとも1ヵ所に腫脹（定義は上記に同じ）が確認されること。
4	対称性関節炎	身体の左右の同じ関節部位が同時に罹患していること（定義は上記2に同じ）。（ただし，PIP，MCP，MTPの両側性罹患については対称性が完全でなくてもよい）
5	リウマトイド結節	骨突起部，伸展筋表面，または傍関節部位に皮下結節が医師により確認されること。
6	血清リウマトイド因子	血清リウマトイド因子が異常高値を示すこと。測定法は問わないが，正常対照での陽性率は5%未満であること。
7	X線異常所見	手指または手関節の前後撮影によるX線写真上で慢性関節リウマチの典型的な所見が認められること。こうした所見には，罹患関節に局在した，あるいはその関節周辺にもっとも顕著な，関節のびらんや明瞭な骨の脱石灰化が含まれていること（変形性関節症の所見のみではこれに該当しない）。

これらの7項目のうち少なくとも4項目が該当している場合，関節リウマチ（RA）とみなす。基準1～4は少なくとも6週間継続していなければならない。2つの臨床診断がなされた患者であっても除外しない。「定型的な（classic）」あるいは「確実な（definite）」，また「疑い（probable）」，といった表現は使わない。

Arneu FC, Edworthy SM, Bloch DA, et al : The American Rheumatism Association 1987 revrsed criteriaa for the classification of rheumatoid arthritis Arthritis Rheum 31 315-324,1988

表8 SteinbrockerによるStage分類（Steinbrocker 1949）

病期 Stage	X線所見	筋萎縮	皮下結節 腱鞘炎	関節変形	強直
初期 I	骨破壊像はない オステオポローシスはあってもよい	ない	ない	ない	ない
中等期 II	軽度の軟骨下骨・軟骨の破壊はあってもよい オステオポローシスがある	関節周辺のみ	あってもよい	ない	ない
高度 III	オステオポローシス・軟骨・骨破壊がある	強度・広範	あってもよい	亜脱臼・尺側偏位・過伸展	ない
末期 IV	オステオポローシス・軟骨・骨破壊がある	強度・広範	あってもよい	亜脱臼・尺側偏位・過伸展	線維性・骨性強直がある

表9 関節リウマチ機能障害Class分類（Steinbrocker 1949）

Class 1	身体機能は完全で不自由なしに普通の仕事は全部できる。
Class 2	動作の際に，1ヵ所あるいはそれ以上の関節に苦痛があったり，または運動制限はあっても，普通の活動なら何とかできる程度の機能。
Class 3	普通の仕事とか自分の身の回りのことがごくわずかできるか，あるいは，ほとんどできない程度の機能。
Class 4	寝たきり，あるいは車椅子に座ったきりで，身の回りのこともほとんど，または，まったくできない程度の機能。

Steinbroker O et al . Therapentic criteria in rheumatoid arthritis, JAMA 140 : 659-662. 1949.

治 療（図4）

　関節リウマチとの診断を確実になされた後の経過観察や治療については，2002年アメリカリウマチ学会の関節リウマチのマネージメントのガイドラインが有用である．活動性の多関節炎を認めるリウマトイド因子陽性の関節リウマチでは，その70％が2年以内に関節障害，骨びらんに至るとされている．そして，この経過を唯一変えることができるのはDMARDsとされる．ガイドラインでは診断が確定したらすみやかに（3ヵ月以内に）DMARDs投与開始を推奨している．DMARDsはその効果の面で有効率が低いこと，効果発現までに1〜3ヵ月を要すること，副作用の発現率が高いこと，という特徴があり，その使用は，通常少量より，ゆっくりと行う．一般に用いられているDMARDs

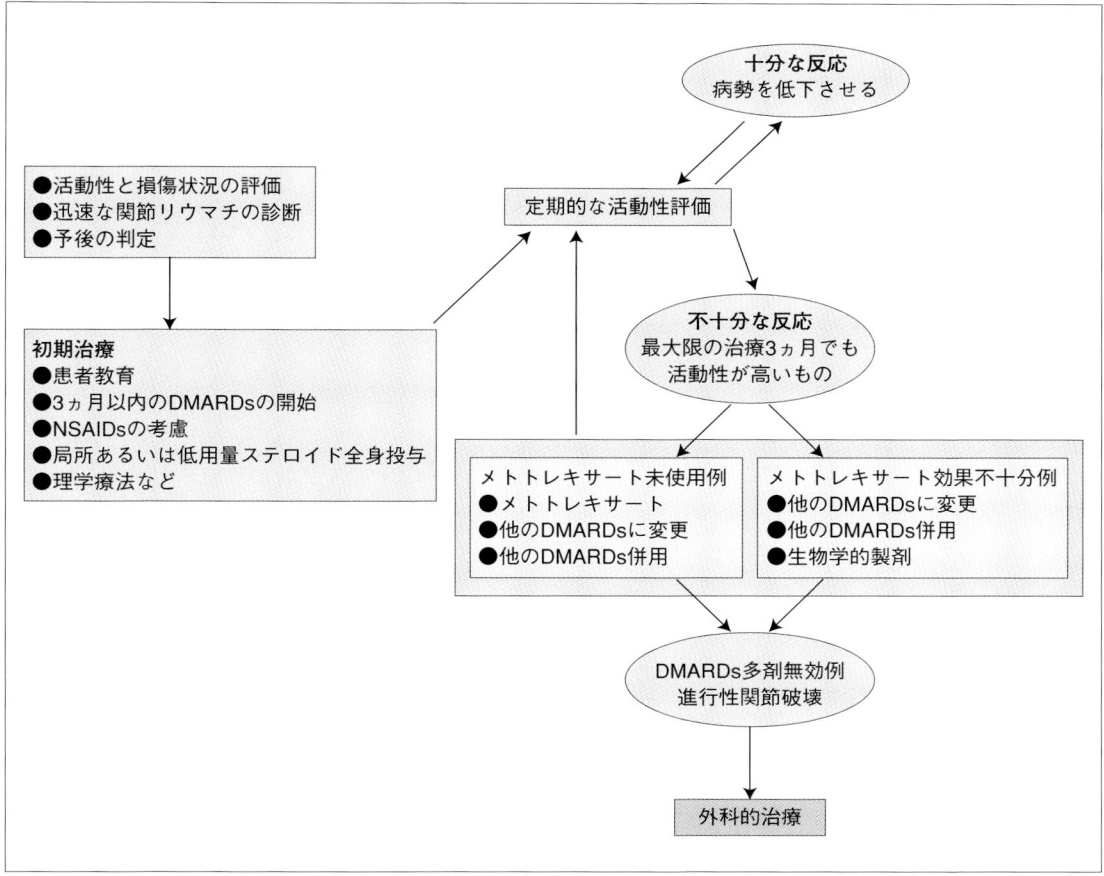

図4　関節リウマチ管理のアウトライン
ARTHRITIS & RHEUMATISM Vol. 46, No. 2, February 2002. PP 328-346, 2002. American college of Rheumatology Published by Wiley-Liss. Inc. SPECIAL ARTICLE Guidelines for the Management of Rheumatoid Arthritis 2002 Update American college of Rheumatology Subcommittee on Rheumatoid Arthritis Guidelines

表10 DMARDsの効果と副作用

薬物		症例数	投与量	投与期間	著明改善	中等度改善	中等度以上の改善	副作用
一般名	商品名	n	mg	week	n	n	%	%
D-ペニシラミン	メタルカプターゼ	60	≦600	24	17	22	65.0	48.9
ロベンザリット	カルフェニール	108	240	16	3	23	24.1	33.1
オーラノフィン	リドーラ	90	6	24	12	24	40.0	37.1
ブシラミン	リマチル	94	300	12	10	28	40.4	29.8
ミゾリビン	ブレディニン	56	300	24	2	13	26.8	31.9
アクタリット	モーバー	87	300	16	8	24	36.8	16.7
スルファサラジン	アザルフィジンEN	84	1000	24	16	33	58.3	32.5
メトトレキサート	メソトレキセート	123	10（平均）	42	35	57	75.0	53.0

ME Weinblatt et al, J Rheumatol ; 334-338, 1991

表11 関節リウマチの予後不良因子

若年発症例	上強膜炎合併
高力価のリウマトイド因子（RF）	胸膜炎・心膜炎合併
赤沈（ESR）亢進	間質性肺炎合併症
腫脹関節20ヵ所以上	全身性血管炎の存在
リウマトイド結節の存在	Felty症候群例
シェーグレン症候群合併	

表12 関節リウマチ患者の活動性の評価

受診ごとの問診、診察による活動性の評価
関節痛の程度（VAS）
朝のこわばりの持続時間
疲労の有無・持続時間
活動性炎症性関節の証明（疼痛・圧痛・腫脹）
運動機能の制限の有無

定期的な疾患活動性・進行度の評価
機械的関節障害の証明：可動性喪失、摩擦音、不安定性、形態異常および／あるいは変形
赤沈またはCRPによる評価
選択した罹患関節のX線検査
関節外症状の証明

その他の治療反応性をみるための評価項目
質問形式による機能・QOLの評価
医師による全体的な疾患活動性の評価
患者による全体的な疾患活動性の評価

Guidelines for the Management of Rheumatoid Arthritis 2002 Update : Arthritis rheum Vol. 46,. No. 2, February 2002, PP 328-346, 2002.

を**表10**に示す．また，特に，**表11**に示した予後悪化因子がある場合は，積極的な治療が必要で，初期からメトトレキサートなどの治療を行う必要がある．診療ごとの関節リウマチ活動性の評価は，**表12**に沿って継続的に行う．

治療のゴール

治療の目標は寛解を得ることであるが，これまでの寛解の基準では，寛解と認定されても，徐々に病状が進行し，骨変化の増悪が認められる場合がある．そこで近年さらに厳格な寛解基準が示されている．

> **Check!**
> **完全寛解の基準（2002年 アメリカリウマチ学会）**
> 完全寛解とは以下の項目を認めないものをいう．
> ・活動性炎症性関節痛の症状（機械的関節痛を対照として）
> ・朝のこわばり
> ・疲労感
> ・関節の診察においての滑膜炎の存在
> ・経時的なX線にての進行を認める
> ・赤沈値，CRPの上昇

本症例の経過

関節症状が強く続いていることもあり，外来初日より，とりあえずNSAIDsを投与した。本症例では，比較的若年発症であること，症状の進行が早いことより第2回目の外来（初診より2週間後）よりDMARDsとしてメトトレキサートを選択し，4 mg/週を開始した（副作用予防として，メトトレキサート服用翌々日に葉酸5 mg/週投与）。メトトレキサート開始2週後においても関節炎症状が強いためプレドニゾロン5 mg/日投与開始した。8週後には，朝のこわばりの程度も持続時間も減少し（10分程度となり），また関節症状も軽減した。全般的な改善が認められたことよりメトトレキサートは有効であると考えられ，定期的活動性の評価を行いつつ継続的に投与した。プレドニゾロンは短期間のうちに減量を開始した。

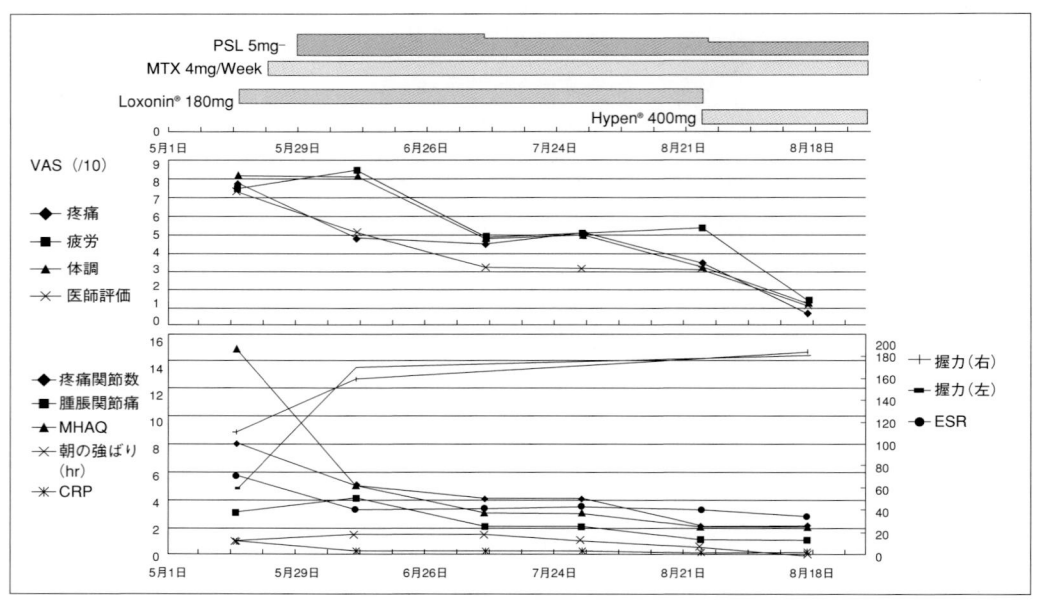

図5　本症例の臨床経過

（山中　健次郎）

CASE 2 MRA(RA-2)
Malignant Rheumatoid Arthritis
悪性関節リウマチ

●本症例の特徴
RA と診断されている患者が，発熱，多関節炎，皮疹を訴えて入院となった悪性関節リウマチを疑う症例

●症例：54歳　男性
主訴：多関節痛，発熱，下腿点状紫斑
現病歴：1998年1月より両膝関節痛が出現。徐々に関節腫脹が加わり，9月には両肘，両足，両手，両手指関節炎を認め，朝のこわばりも出現し（60分程度），10月に近医受診。血液検査でリウマトイド因子陽性であり，RA と診断（Stage I，Class2）される。治療として NSAIDs（ロキソニン®180 mg），リドーラ®6 mg，アザルフィジン®EN1,000 mg 投与開始されていた。1999年2月6日より38℃を超える発熱が出現。抗生物質を投与されるも改善なく，関節痛も増強し，2月15日より頸部リンパ節腫脹も加わったため2月22日当科紹介入院となる。
既往歴：33歳 胃潰瘍，34歳 高血圧，52歳 糖尿病
家族歴：特記すべきことなし
アレルギー歴：特記すべきことなし

●入院時現症
身長：166.1 cm，　体重：78.5 kg，　体温：38.0 ℃
血圧：110/60 mmHg，　脈拍：72/分・整
眼球・眼瞼結膜：貧血なし，黄疸なし，充血なし
表在リンパ節：両頸部に小指頭大1個ずつ触知
　　　　　　　両鼠径に小指頭大2個ずつ触知

いずれも軽度圧痛を認める
甲状腺：腫脹認めず，**口腔**：潰瘍認めず，**血管雑音**：聴取せず
胸部：心音・呼吸音正常，心雑音聴取せず
腹部：平坦，軟，腸蠕動音正常，圧痛なし
四肢：下腿に軽度浮腫を認める　**筋肉**：筋力低下・筋肉痛なし
関節：手指関節の腫脹を認める　**神経学的所見**：異常認めず
皮膚：下腿から足にかけ一部融合傾向のある点状紫斑を認める，日光過敏なし，レイノー現象なし，脱毛なし

検査所見

Urinalysis

Protein	(−)
Sugar	(−)
WBC	0-1/H
RBC	0-1/H
O.B.	(−)
C.Cast	(−)
Bence Jones P.	(−)
24hCcr	94.2 ml/min

Peripheral blood

WBC	3,260/μl
Neu	87.0%
Lymp	11.5%
Eosino	0.0%
Baso	0.0%
Mono	0.5%
RBC	$427×10^4/μl$
Hb	11.9 mg/dl
Ht	36.5%
Plt	$18.5×10^4/μl$
Ret	9.8‰
赤血球連銭形成	(+)
ESR	142 mm/hr

Chemistry

TP	10.0 g/dl
ALB	4.6 g/dl
T-Bil	0.3 mg/dl
GOT	42 IU/l
GPT	25 IU/l
ALP	142 IU/l
γ-GTP	23 U/l
LDH	564 IU/l
BUN	15.3 mg/dl
Cr	0.94 mg/dl
UA	6.9 mg/dl
Na	137 mEq/l
K	3.9 mEq/l
Cl	110 mEq/l
CPK	33 U/l
AMY	71 IU/l

Coagulation

PT	79%
APPT	29 sec
TAT	6.8 ng/ml
α2PI・PM	0.9 μg/ml
FDP	40 μg/ml
LAC	(−)

Serology

CRP	4.6 mg/dl
IgG	6,361 mg/dl
IgA	491 mg/dl
IgM	391 mg/dl
CH50	14.8 U/ml
C3	57 mg/dl
C4	<3 mg/dl
IC(C1q)	14.9 μg/ml
IC(C3d)	>40 μg/ml
ANA	640×
Homo	640×
Speck	640×
Anti DNA ab	>300 IU/ml
Anti RNP ab	(−)
Anti SS-A ab	(−)
Anti Jo-1 ab	(−)
RF	6,405 U/ml
IgG-RF	14.2
RAPA	1,0240×
Anti CL-IgG ab	<8 U/ml
Cryoglobulins	(−)
P-ANCA	<10 EU
C-ANCA	24 EU
PA IgG	$199.4 ng/10^7C$

ECG：LVH
胸・腹部X線：異常なし
腹部エコー：軽度肝腫大・脂肪肝様
脾腫：(144×71.5 mm)
心エコー：HHD, LVH, mild AS
脳血流シンチ：前頭葉，後頭葉の軽度血流低下
Gaシンチ：有意な集積を認めず
骨髄穿刺：有核細胞 $15.6×10^4/μl$，巨核球 166/μl，形質細胞16%，赤血球に連銭形成あり
眼科：両網膜出血，両上強膜炎

診　断

　本症は1998年にすでに関節リウマチとの診断を受けている。その1年後に急速に発熱，リンパ節腫脹，点状の紫斑，両上強膜炎，下腿浮腫などの症状を呈し入院となった。検査所見では著明な高γグロブリン血症，抗DNA抗体高値，IC高値，リウマトイド因子高値，低補体価が存在し眼底所見では網膜出血も認められた。発熱の原因として，感染症を思わせる所見なく（抗菌薬投与にも反応せず）悪性関節リウマチが疑われた。既存の関節リウマチに血管炎をはじめとする関節外症状を認め，難治性もしくは重篤な臨床病態を伴う場合，これを悪性関節リウマチ（malignant rheumatoid arthritis；MRA）とし，以下の基準により診断が行われる。本例は，全身性エリテマトーデスなどの膠原病を思わせる所見なく（血清学的には全身性エリテマトーデスに近いが），この診断基準（表13）に照らしあわすと，項目A4・A9・A10が陽性で悪性関節リウマチと確定診断した。また，型としては全身性動脈炎型（Bevans型）と考えた。本症例はγグロブリンの異常高値を認め，多発性骨髄腫も疑われたが，骨髄穿刺検査，血清・尿電気泳動検査より否定的であった。皮疹は，高γグロブリン血症に伴う点状紫斑と考えたが，熱感を伴っており，また，検査結果より考えても血管炎も合併していたものと思われる。C-ANCA陽性であったが，ウェゲナー肉芽腫症を思わせる所見はなく，治療後に消失している。

表13　悪性関節リウマチの改訂診断基準（1987）
基準項目

A. 臨床症状，検査所見		
1)	多発性神経炎	知覚障害，運動障害いずれを伴ってもよい
2)	皮膚潰瘍・梗塞・指趾壊疽	感染や外傷によるものは含まない
3)	皮下結節	骨突起部，伸側表面，関節近傍にみられる皮下結節
4)	上強膜炎・虹彩炎	眼科的に確認され，他の原因によるものは含まない
5)	滲出性胸膜炎・心嚢炎	感染症など，他の原因によるものは含まない 癒着のみの所見は陽性にとらない
6)	心筋炎	臨床所見，炎症反応，筋原性酵素，心電図，心エコーなどにより診断されたものを陽性とする
7)	間質性肺炎・肺線維症	理学的所見，胸部X線，肺機能検査により確認されたものとし，病変の広がりは問わない
8)	臓器梗塞	血管炎による虚血，壊死に起因した腸管，心筋，肺などの臓器梗塞
9)	リウマトイド因子高値	2回以上の検査で，RAHAテスト2,560倍以上（RF960 IU/ml以上）の高値を示すこと
10)	血清低補体価・血中免疫複合体陽性	2回以上の検査で，C3，C4などの血清補体成分の低下またはCH50による補体活性化の低下をみること。または2回以上の検査で血中免疫複合体陽性（Clq結合能を基準とする）をみること
B. 組織所見		
皮膚，筋，神経，その他の臓器の生検により，小ないし中動脈に壊死性血管炎，肉芽腫性血管炎ないし閉塞性内膜炎を認めること		

判定：definite以上のRAの診断基準を満たし，上記に掲げる項目のなかで，①Aの項目の3項目以上満たすもの，または，②Aの項目の1項目以上とBの項目があるものを悪性関節リウマチと診断する。
鑑別疾患：感染症，アミロイドーシス，フェルティ症候群，SLE，PM，MCTDなど
厚生労働省特定疾患研究班，1987.

悪性関節リウマチとは

　関節リウマチにおいて，多臓器にわたる関節外症状を認め，難治性もしくは重篤な臨床病態を伴う場合，悪性関節リウマチという。1993年の全国疫学調査による推計患者数は4,200人である。悪性関節リウマチと診断される年齢のピークは60歳代で，男女比は約1：2であり，関節リウマチに比べ男性の比率が相対的に高い。悪性関節リウマチの血管炎は結節性多発動脈炎と同様の全身性動脈炎型（Bevans型）と四肢末梢の皮膚などに限局した末梢動脈炎型（Bywaters型），間質性肺炎を認める肺臓炎型に分類される。全身性血管炎型では，発熱（38℃以上），体重減少，浮腫などの全身症状を伴って，皮下結節，紫斑，筋痛，筋力低下，胸膜炎，心膜炎，多発性単神経炎，消化管出血，上強膜炎などの全身の血管炎に基づく症状がかなり急速に出現する。末梢動脈炎型では皮膚の梗塞，潰瘍，指趾の壊疽などの皮膚症状が主症状であるが，末梢神経障害を伴うことも多い。肺臓炎型は，緩徐に進行する間質性肺炎，肺線維症を特徴とし，Hamman-Rich型のような急速進行型はまれである。また，抗リウマチ薬投与時には薬剤性間質性肺炎の鑑別が重要である。さらに，診断基準には含まれないが糸球体腎炎の合併も認められることがある。悪性関節リウマチの検査所見の特徴はIgGクラスのリウマトイド因子，血管炎を示唆する所見，免疫複合体高値，低補体が高率に認められる。関節リウマチと悪性関節リウマチの臨床像の比較を**表14**に示す。

表14　関節リウマチと悪性関節リウマチの臨床像の比較

症　状	RA (n=227)	MRA (n=169)	有意差 (p)
女性頻度	78.0%	71.6%	
definite以上RA	99.6%	99.4%	
滲出性胸膜炎	2.8%	28.7%	$p<0.01$
心嚢炎	0.5%	15.3%	$p<0.01$
心筋炎	0	3.3%	
肺臓炎，間質性肺炎，肺線維症	14.2%	48.2%	$p<0.01$
筋萎縮，筋力低下	18.6%	35.2%	$p<0.05$
臓器梗塞（腸，心筋など）	0.9%	15.0%	$P<0.01$
多発性単神経炎	0.9%	37.3%	$p<0.01$
皮膚梗塞	0	18.5%	$p<0.01$
皮膚潰瘍	0.5%	33.7%	$p<0.01$
指趾壊疽	0	15.1%	$p<0.01$
皮下結節	17.0%	67.9%	$p<0.01$
紫斑，出血	5.5%	34.5%	$p<0.01$
上強膜炎	0.9%	26.5%	$p<0.01$
虹彩炎	0	7.1%	$p<0.025$
発熱，体重減少，下腿浮腫	26.6%	73.3%	$p<0.01$

松岡靖男：難治性血管炎の診療マニュアル，厚生科学研究特定疾患対策研究事業，難治性血管炎に関する調査研究班，班長：橋本博史，2002年3月，p36.

治療

　治療は，入院治療を原則とし，関節の変形による機能不全に極力注意し，関節リウマチに対する治療を継続する．これに加え，血管炎，間質性肺炎に対する治療を行う．

　副腎皮質ステロイドは臓器梗塞，間質性肺炎，重症漿膜炎，筋炎，心筋炎，上強膜炎，多発性単神経炎（運動障害）に対しては通常 40～80 mg/day．皮膚潰瘍，紫斑，軽症漿膜炎，指趾壊疽，多発性単神経炎（知覚障害）20～40 mg/day の投与を目安とする．また，重症例，急性進行例ではメチルプレドニゾロンパルス療法も考慮する．ステロイド不応例，あるいは継続投与が難しい症例（副作用の発現などにより）では免疫抑制剤の併用が必要となる．さらにこれらの治療により改善が難しい状況では血漿交換療法の適応となる．

経過

　入院後これまで投与していた DMARDs は継続とし，2月26日よりプレドニゾロン 30 mg/day 投与を開始した．しかしながら，その後も 38℃前後の高熱が続き，また，血小板低下が著明となった（PA-IgG も 2,630 と高値であった）．よって，3月17日よりエンドキサン 50 mg/day を追加投与し，さらに，3月20日より3月22日までの3日間ステロイドセミパルスを施行，後療法としてプレドニゾロン 50 mg/day を投与した．これにより，諸検査結果，症状ともに改善したためステロイド減量，プレドニゾロン 30 mg/day となったところで，6月9日退院となった．以上の経過を図6に示す．

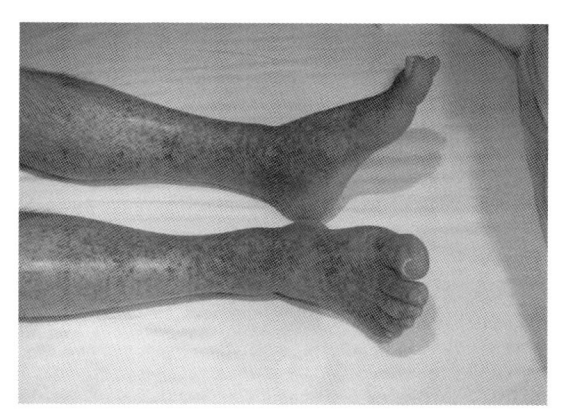

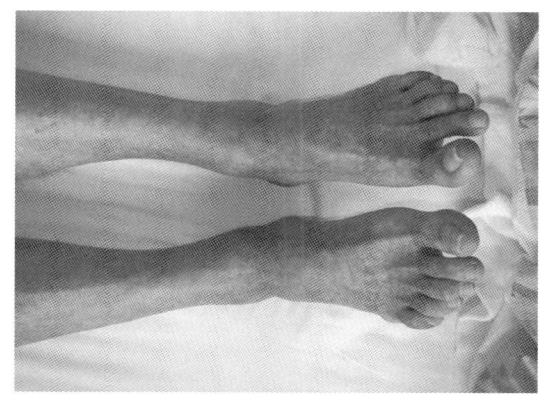

写真3　入院時（治療前）の皮疹（左）と治療後の皮疹（右）　（巻頭カラー参照）

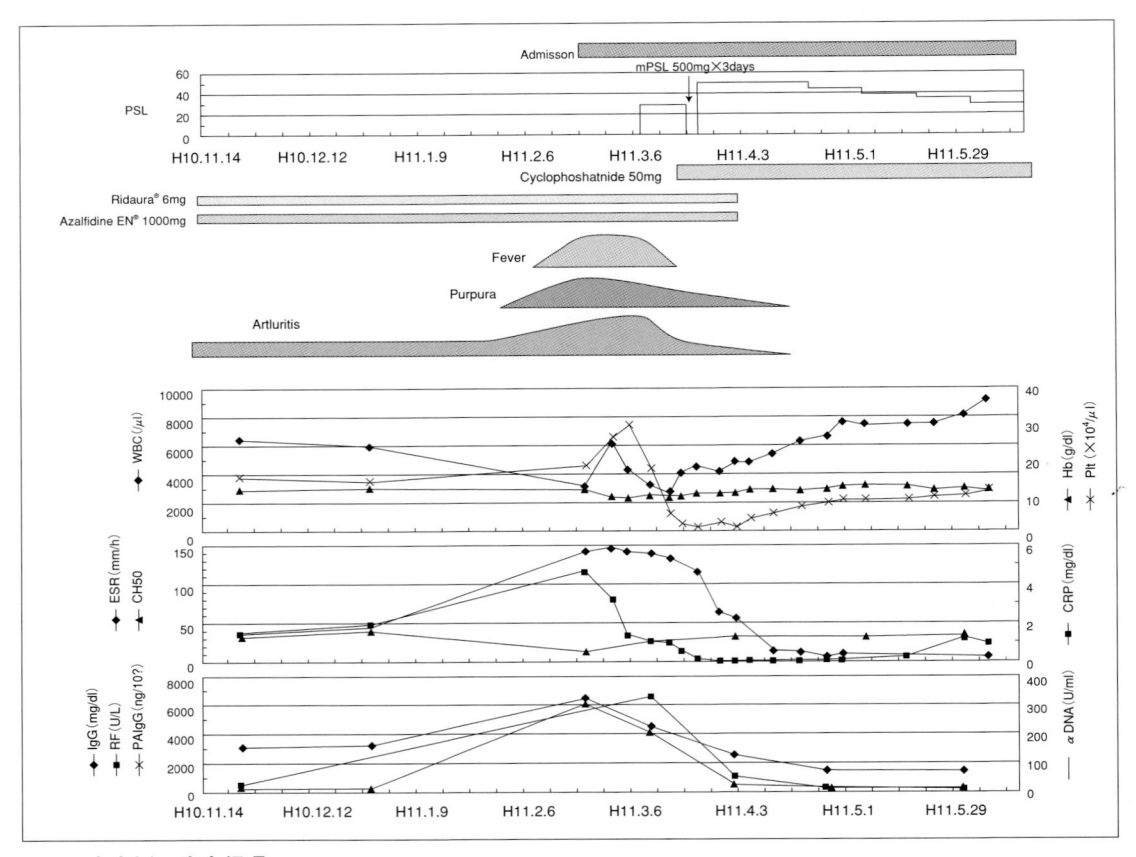

図6 本症例の臨床経過

(山中 健次郎)

CASE 3 RA-3

Rheumatoid Arthritis
関節リウマチ
―治療抵抗性関節リウマチ―

●本症例の特徴
比較的若年で多関節炎を発症し，メトトレキサートなどの抗リウマチ剤（DMARDs）の効果は不十分で，進行性の骨破壊を認めた関節リウマチ
生物学的製剤を導入し著効をみた症例

●症例：34歳　女性
主訴：多関節痛
現病歴：1994年第1子出産後より両手関節痛が出現。1995年には両側膝関節痛と朝のこわばりが出現し，近医にて関節リウマチと診断された。当初NSAIDs内服のみで経過観察されていたが2001年8月当科紹介受診となり，プレドニゾロン5 mg，リドーラ®6 mg，リマチル®200 mgの内服が開始となった。しかしながら充分な効果認められず，2001年9月よりアザルフィジンEN®1000 mgを追加し，リドーラ®を中止した。その後もDMARDsの効果は乏しく，2002年よりリウマトレックス®4 mg/wを開始し，リマチル®も中止とした。リウマトレックス®は漸次8 mg/wまで増量したが，経過中の数年間で手指の骨変化進行，関節リウマチ活動性の改善傾向が認められないため，2004年1月22日レミケード療法を導入した。
家族歴：父：関節リウマチの疑い，肺結核（患者出生後）
　　　　姉：混合性結合組織病
既往歴：1歳　腸捻転（右半結腸切除術），BCG接種有り

●入院時現症

身長：162.1 cm，**体重**：55.5 kg，**体温**：36.2 ℃
血圧：124/62 mmHg，**脈拍**：72/分・整
眼球・眼瞼結膜：貧血なし，黄疸なし，充血認める
表在リンパ節：触知せず
甲状腺：腫脹認めず　**口腔**：潰瘍認めず　**血管雑音**：聴取せず
胸部：心音・呼吸音正常，心雑音聴取せず
腹部：平坦，軟，腸蠕動音正常，圧痛なし
四肢：浮腫認めず，**筋肉**：筋力低下・筋肉痛なし
関節：チャート参照　**神経学的所見**：異常認めず
皮膚：皮疹認めず，両肘部伸側にリウマトイド結節（直径20 mm）を認める

検査所見

Urinalisis
Protein　(—)
Sugar　(—)
Sediments　Np

Stool
O.B.　(—)

CBC
WBC　13,300/μl
　Ly　3,040/μl
RBC　380×10⁴/μl
Hb　9.4 g/dl
Plt　62.7×10⁴/μl

ESR　60 mm/hr

Coagulation
APTT　28 sec
PT　115%

Chemistry
TP　7.0 g/dl
Alb　3.9 g/dl
T-Bil　0.3 IU/l
LDH　108 IU/l
GOT　10 IU/l
GPT　7 IU/l
ALP　199 IU/l
γ-GTP　8 IU/l
Che　4197 IU/l
CPK　29 IU/l
Amy　68 IU/l
T-Cho　193 mg/dl
HDL-Cho　83 mg/dl
TG　66 mg/dl
BUN　12.7 mg/dl
Cre　0.43 mg/dl
UA　4.2 mg/dl
Na　140 mEq/l
K　3.8 mEq/l
Cl　105 mEq/l

Serology
CRP　3.2 mg/dl
IgG　1,079 mg/dl
IgA　389 mg/dl
IgM　265 mg/ml
RF　323 U/l
MMP3　365 ng/dl
ANA　(—)
Anti-DNA　<2.0 U/ml
CH50　43.4
C3　154 mg/dl
C4　23 mg/dl
IC（C3d）　8.5 μg/ml
β-D-Glucan　<5 pg/ml
24hrCcr　149 ml/min

ツベルクリン反応：陰性
胃液抗酸菌培養：陰性
胸部X線：異常所見認めず
腹部エコー：異常所見認めず

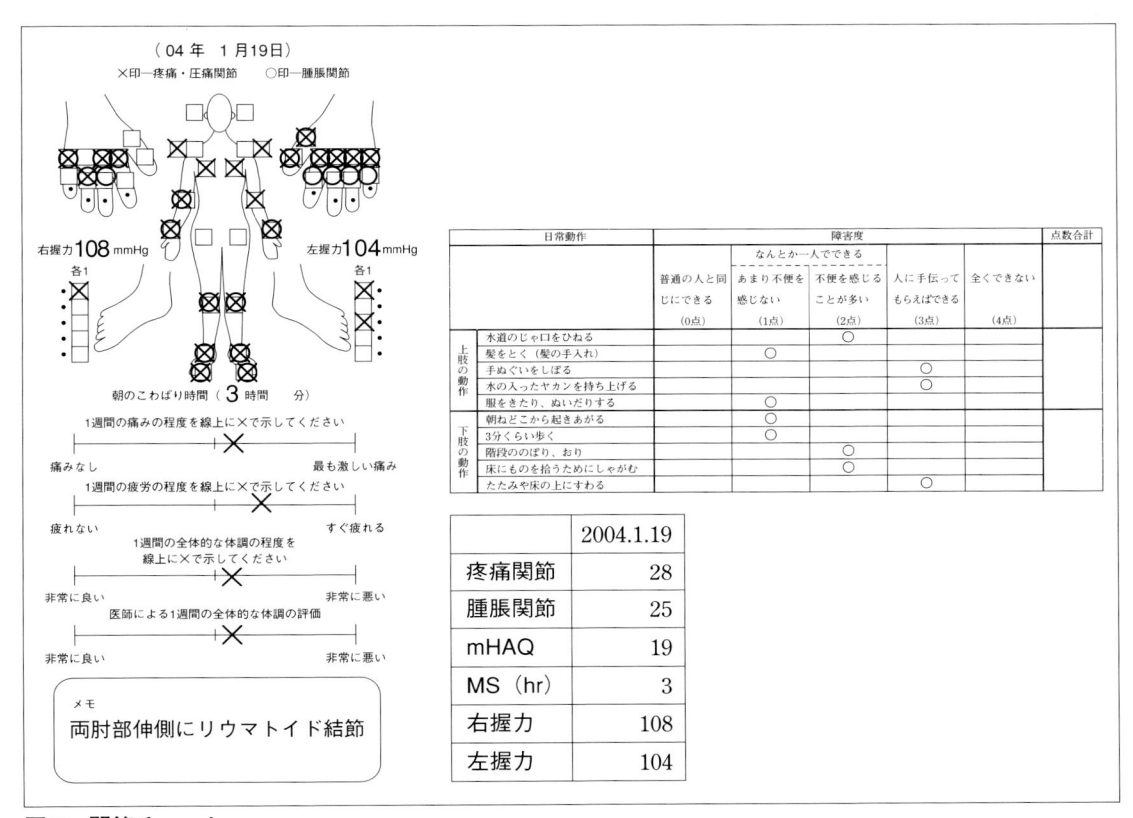

図7 関節チャート

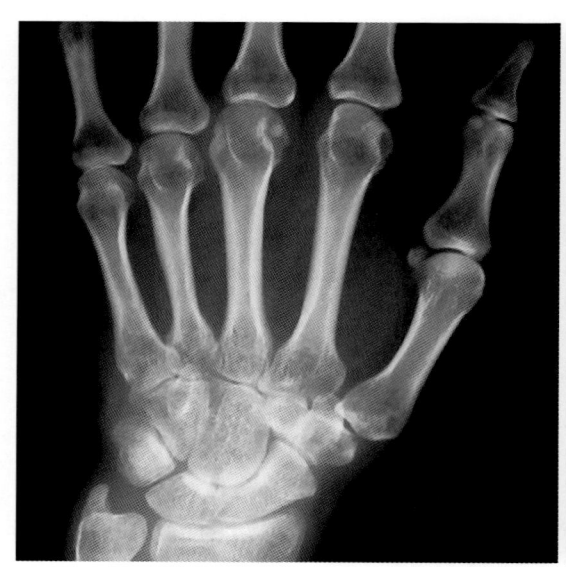

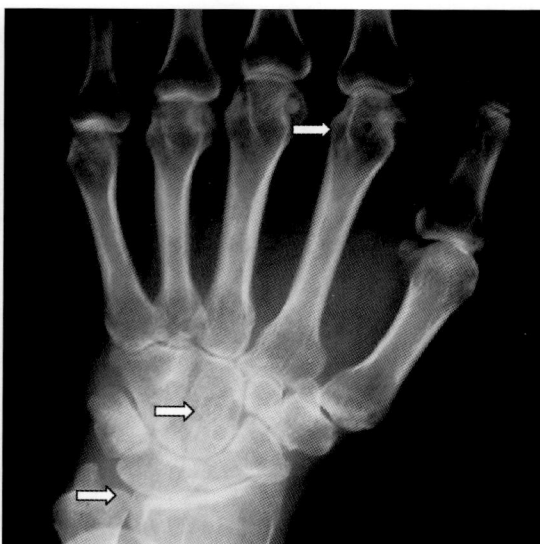

2001/8/2　　　　　　　　　　　　　　　　　2004/1/19

写真4　手関節の骨変化（矢印）

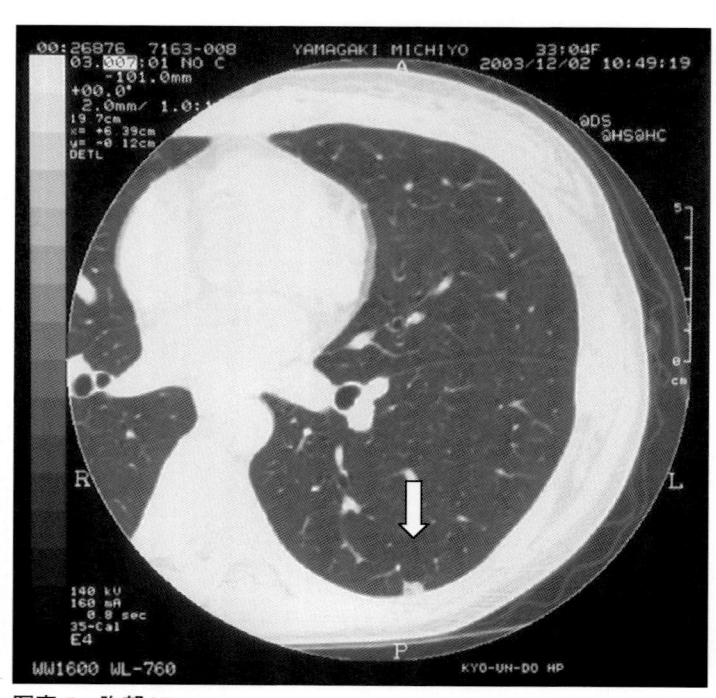

写真5　胸部CT
左肺S7に炎症性変化を認める。

診　断

　本症例は，1995年に関節リウマチの診断を受けたが，NSAIDsのみの治療を受け，その間に疾患活動性が徐々に増し，当科初診時には疼痛関節数，腫脹関節数ともに20を超えていた．急性期と考えプレドニゾロン5 mg/dayを投与し，加えて種々のDMARDs（リドーラ®，リマチル®，アザルフィジンEN®）を試みたが効果なく，2002年からメトトレキサートの投与を開始したがリウマチの活動性をコントロールすることができなかった．この間，関節リウマチが確実に進行した（**写真4**）．そこで2004年，生物学的製剤の導入を考え入院とした．現在本邦ではレミケード®（Inflixmab）とエンブレル®（Etanercept）が保険適応となり使用可能であるが，当時はレミケード®のみでありレミケード®の導入を考えた．

　生物学的製剤はこれまでのDMARDsと比べて，確かに有効率，効果の程度ともに優れているが，結核の発症や易感染性などの副作用の問題，かなり高価な治療であることよりその適応には十分注意を払わなければならない．本邦ではその使用にあたって厚生労働省よりガイドラインが作成されている（**表15**参照）．

　このガイドラインに本症例を照らし合わせると，メトトレキサート6 mg/週以上を3ヵ月以上継続して投与しても圧痛関節28個，腫脹関節25個，CRP 3.2 mg/dl，ESR 60 mm/hrとコントロールされておらず，WBC 13,300/μl，Ly 3,040/μl，血中β-Dグルカン陰性であり日和見感染症の危険性も低く適応ありと考えた．

生物学的製剤と結核

　欧米にて生物学的製剤（Infliximab）が使用され始め，その市販後調査で問題になったのが感染症，とくに結核感染症の併発である．その特徴は発症までの中央値は12週で，投与3回以内に多く発症し，また発症例の半数に肺外結核を認めた点であった．結核症は元来高温多湿な環境で発症が多いことを考えると，日本での併発が危惧された．さらに，日本と発症率が同等のスペイン（2001年）での検討で，Infliximab治療を受けていない関節リウマチ患者では結核の発症が一般人口に対し11.7倍であるのに対し，Infliximab治療を受けている関節リウマチ患者では53倍と有意に高値であった（2003年）．そこで，不十分な治療を受けた結核既往歴のあるもの，胸部レントゲンで結核既往の認められるもの，ツベルクリン反応において硬結（5 mm以上）を認め結核感染が疑われる患者に対して，事前にイソニアジド：INH（最大300 mg/day）投与を9ヵ月間行ったところ，Infliximab治療を受けている関節リウマチ患者リスク比が4.7倍まで低下したとの報告がされた（2005年）．このことより，日本においても結核症に関する生物学的製剤使用のガイドラインが厚生労働省により作成された．

表 15　生物学的製剤の特徴と適応

商品名	レミケード	エンブレル
一般名	Infliximab	Etanercept
構造	キメラ型モノクロナール抗体（25％マウス）	受容体-ヒトIgG1（Fc）融合蛋白
ターゲット	TNFα	TNFα・β
補体結合性	有り	無し
MTX併用	必要	不要
半減期	8.1日	4.3日
用法	点滴静注（2時間以上） 3mg/kg 8週毎（開始時０２６週目）	皮下注（自己注射可能） 25mg 週2回
薬剤に対する抗体産生	21－53％（単独使用時） 5－15％（MTX併用時）	11％（プラセボ5％）
効果発現時期	2週間以内	2週間目以内
対象患者	1. MTX6mg/週以上を3ヵ月以上継続して投与してもコントロール不良のRA（以下の3項目を満たす） ・圧痛関節6個以上 ・腫脹関節6個以上 ・CRP2.0mg/dlまたはESR28mm/hr以上 2. 日和見感染症の危険性が低い患者（以下の3項目も満たす） ・末梢白血球数≧4000/mm3 ・末梢リンパ球数≧1000/mm3 ・血中β-Dグルカン陰性	1. DMARD*を3ヵ月以上継続して投与してもコントロール不良のRA（以下の3項目を満たす） ・圧痛関節6個以上 ・腫脹関節6個以上 ・CRP2.0mg/dlまたはESR28mm/hr以上 2. 日和見感染症の危険性が低い患者（以下の3項目も満たす） ・末梢白血球数≧4000/mm3 ・末梢リンパ球数≧1000/mm3 ・血中β-Dグルカン陰性 *：MTX, SASP, BUCの3種類
投与禁忌	1. 結核の既感染者* 2. 胸部X線写真で陳旧性肺結核症に合致する陰影（胸膜肥厚、索状影、5mm以上の石灰化影）を有する患者（ただし、本剤による利益が安全性を上回ると判断された場合には、抗結核薬の投与を行った上で本剤の開始を考慮する） 3. 肺外結核症，カリニ肺炎の既往を有する 4. 感染症を有している 5. 過去6ヵ月以内に重篤な感染症の既往を有する 6. うっ血性心不全を有する 7. 悪性腫瘍，脱髄疾患を有する	1. 感染症を有している 2. 過去6ヵ月以内に重篤な感染症の既往を有する 3. 肺結核既感染者・胸部X線写真で陳旧性肺結核に合致する陰影を有する患者（ただし本剤による利益が危険性を上回ると判断された場合には、抗結核薬の投与を行った上で本剤の開始を考慮する。） 4. 肺外結核症，カリニ肺炎の既往を有する 5. うっ血性心不全を有する 6. 悪性腫瘍・脱髄疾患を有する
注意事項	1. 投与時のアレルギー反応や血圧低下 2. 投与数日後の頭痛、発疹など 3. 易感染性	1. 投与部位の反応（発赤など） 2. 投与数日後の頭痛 3. 易感染性

表16 世界推定結核発症率

国名	対10万人
日本	35
米国	5
英国	12
スペイン	32
中国	113
カンボジア	581

WHO Report 2003, Global tuberculosis control

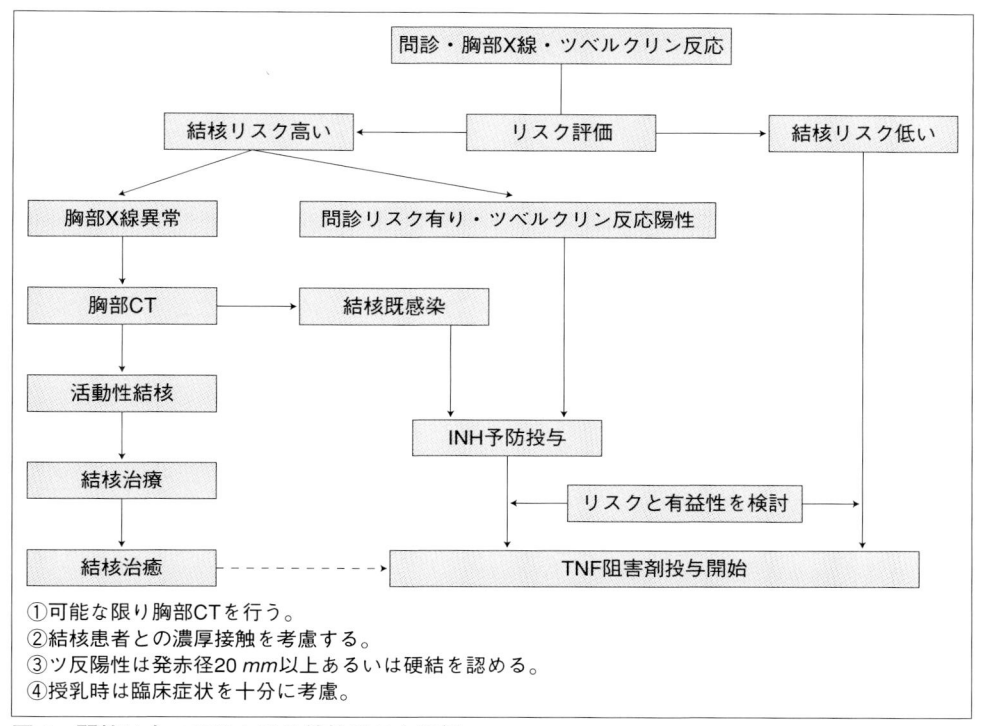

```
          問診・胸部X線・ツベルクリン反応
                      ↓
   結核リスク高い ← リスク評価 → 結核リスク低い
        ↓              ↓
   胸部X線異常   問診リスク有り・ツベルクリン反応陽性
        ↓              ↓
     胸部CT → 結核既感染
        ↓              ↓
    活動性結核      INH予防投与
        ↓              ↓
     結核治療      リスクと有益性を検討
        ↓              ↓
     結核治癒 ----→ TNF阻害剤投与開始
```

①可能な限り胸部CTを行う。
②結核患者との濃厚接触を考慮する。
③ツ反陽性は発赤径20 mm以上あるいは硬結を認める。
④授乳時は臨床症状を十分に考慮。

図8 関節リウマチにおける結核リスク評価

日本リウマチ学会（一部改変）
Miyasaka N, Takeuchi T and Eguchi K : Guidelines for the proper use of etanercept in japan. Mod Rheumatol 2006 ; 16 ; 63-67

治　療

　この症例は胸部X線では異常所見は認められず，またツベルクリン反応も陰性であったが，結核についての問診（表17）にて患者の出生時に父親が結核の治療を受けていたことが判明した．そこで胸部CTを行ったところ陳旧性肺結核病変を認めた．結核既感染者と考えInfliximab治療に先立つ1ヵ月前よりINH300 mg/day投与開始した．

Infliximab 治療後の経過

　2004年1月22日第一回目のInfliximab　170 mg（3 mg/kg）を生食250 mlに溶解し点滴静注を行った．当科での投与スケジュールは投与速度10 ml/hより開始し，15分毎に20 ml/h，40 ml/h，80 ml/hと投与速度を上げ，150 ml/hで30分間投与し問題が無ければ，250 ml/hで残りを投与するとしている．これによって，血圧低下はかなり予防できている．しかしながら，本症例では80 ml/hまで速度を上げた時点で，開始時血圧136/72 mmHgが104/60 mmHgまで低下した．そこで速度を40 ml/hまで戻したところ血圧は開始時レベルまで戻り無事に終了した．また，投与3日目には頭痛が出現したがアセトアミノフェン300 mg投与にて軽快した．投与2回目以降は，血圧低下は認められなかったが，投与中に掻痒感を伴う皮膚発赤が出現するため，レスタミン錠を投与しコントロールした．これらのInfusion reactionの対処法はAdam Cheifetzらのプロトコールを参考とした（図9）．

　2回目以降，臨床症状および検査データも順調に改善し4回目まで順調に経過した．しかしながら第5回目投与予定の前日より発熱を伴う下痢，嘔気，嘔吐が出現し，ウイルス性腸炎を発症した．入院となり補液により治療し，5日目には症状が軽快したものの，第5回目投与は2週間遅らせて行った．その結果投与間隔が10週と延長し，薬効が減弱し臨床症状，検査データともに増悪を見た（図10参照）．　その後は順調に見えたが，薬効が7週，6週と徐々に短縮していった．この患者は投与時必ず掻痒を伴う皮膚発赤認めることより，レミケードに対する中和抗体産生が示唆された．薬効が切れた場合ステロイド薬を含めた消炎鎮痛剤の投与で対処してきたが，2006年5月よりエンブレルに切り替え，以後副作用も無く関節リウマチの活動性はコントロールされている．また，結核の発症も見ていない．

表17　結核に対する問診例

□療養所に長期間入所し化学療法を受けたことはありませんか？
□家族に結核を患った人はいらっしゃいませんか？
□結核を患った人との接触経験はありませんか？
□以前に行ったツベルクリン反応検査の結果はいかがでしたか？
□BCGを接種したことはありますか？
□10〜20歳で肺炎が長引いた，もしくは咳，痰が治らなかった経験はありませんか？
□過去に熱が続き，薬ですぐには治らなかったことはありませんか？
□肺浸潤と診断されたことはありませんか？

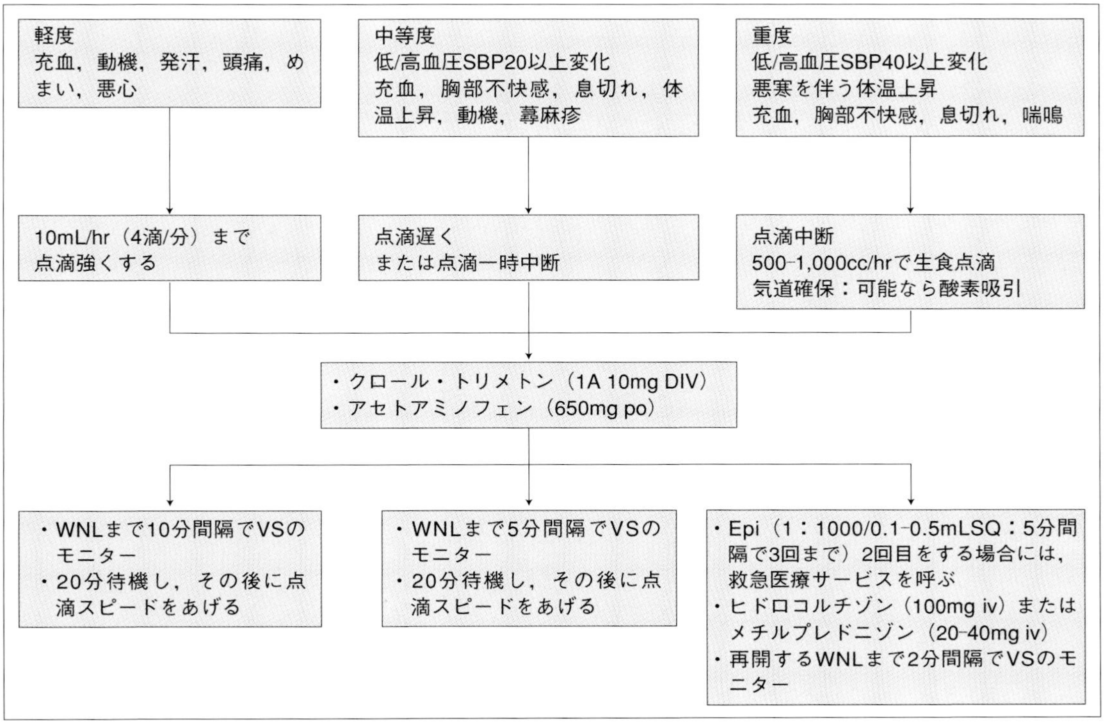

軽度	中等度	重度
充血，動機，発汗，頭痛，めまい，悪心	低/高血圧SBP20以上変化 充血，胸部不快感，息切れ，体温上昇，動機，蕁麻疹	低/高血圧SBP40以上変化 悪寒を伴う体温上昇 充血，胸部不快感，息切れ，喘鳴
10mL/hr（4滴/分）まで点滴強くする	点滴遅く または点滴一時中断	点滴中断 500-1,000cc/hrで生食点滴 気道確保：可能なら酸素吸引

- クロール・トリメトン（1A 10mg DIV）
- アセトアミノフェン（650mg po）

・WNLまで10分間隔でVSのモニター ・20分待機し，その後に点滴スピードをあげる	・WNLまで5分間隔でVSのモニター ・20分待機し，その後に点滴スピードをあげる	・Epi（1：1000/0.1-0.5mLSQ：5分間隔で3回まで）2回目をする場合には，救急医療サービスを呼ぶ ・ヒドロコルチゾン（100mg iv）またはメチルプレドニゾン（20-40mg iv） ・再開するWNLまで2分間隔でVSのモニター

図9 初めてのInfusion reactionがあった時のプロトコール
Adam Cheifetz et al., Am J Gastroenterology 2000：98：1315

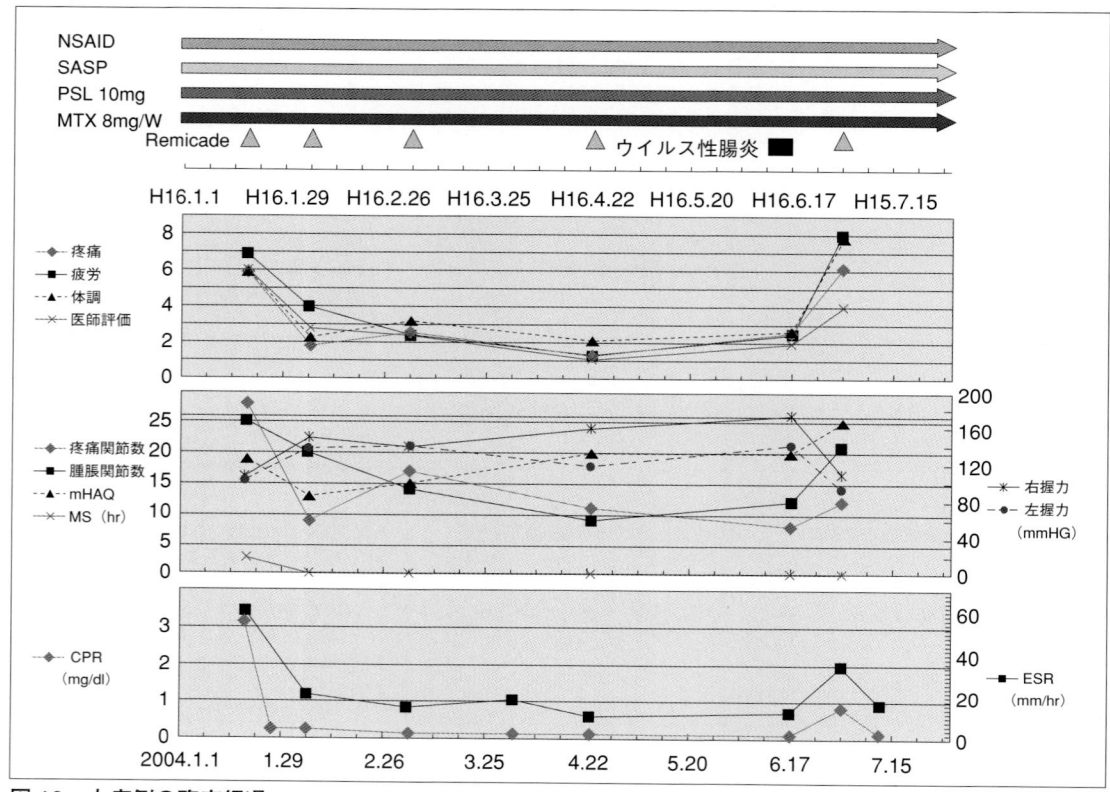

図10　本症例の臨床経過

（山中　健次郎）

CASE 4 AS
Ankylosing spondylitis
強直性脊椎炎

●本症例の特徴
思春期から腰背部痛を認め，慢性に進行したリウマトイド因子陰性脊椎炎

●症例：29歳　女性
主訴：腰痛
現病歴：17歳時より腰痛出現。近医整形外科を受診し坐骨神経痛との診断のもとNSAIDs投与を受ける。19歳時に両股関節痛が出現し歩行障害が出現するもNSAIDs投与にて軽快する。20歳時交通事故にて軽い頸椎捻挫受傷するが，この頃より背部痛も加わる。これらの疼痛は徐々に増悪し，頸椎より仙骨にかけ脊椎全体に疼痛を感じるようになる。複数の医療機関を受診するも診断つかず，1998年8月24日当科受診，翌25日より入院となる。
既往歴：23歳　子宮内膜症
アレルギー歴：特記すべきことなし
家族歴：妹　肺結核にて治療中，リウマチ性疾患は認めず

●入院時現症
身長：150.0 cm，**体重**：41.5 kg，**体温**：36.7℃
血圧：104/64 mmHg，**脈拍**：68/分・整
眼瞼結膜：貧血なし，**眼球結膜**：黄疸なし，充血なし
口腔内：潰瘍認めず，**表在リンパ節**：腫脹なし
外陰部：異常所見なし
胸部：心音正常，心雑音聴取せず

腹部：腸音正常，圧痛なし，肝脾腫認めず
四肢：異常所見なし
皮膚所見：異常所見なし
神経学的所見：異常なし
関節：末梢関節の疼痛，腫脹認めず　両仙腸関節部に圧痛を認めた
乾燥症状なし，日光過敏なし，脱毛なし，筋痛なし
Modified Schober test：3 cm 延長（正常 5 cm 以上）陽性
第4肋間での胸郭拡張：5 cm（低下は 2.5 cm 低下）

検査所見

Urinalysis
protein	(−)
Sugar	(−)
WBC	1-4/H
RBC	0-1/H
O.B.	(−)
C.Cast	(−)

Stool
O.B.	(−)

Peripheral blood
WBC	6,240/μl
Neu	74.4%
Lymp	18.5%
Eosino	1.7%
Baso	0.4%
Mono	5.0%
RBC	408×10⁴/μl
Hb	11.6 mg/dl
Ht	35.2%
Plt	30.2×10⁴/μl
Ret	5.9‰

ESR　　52 mm/hr

Chemistry
TP	7.7 g/dl
ALB	4.3 g/dl
T-Bil	0.4 mg/dl
GOT	12 IU/l
GPT	6 IU/l
ALP	152 IU/l
γ-GTP	6 U/l
LDH	215 IU/l
BUN	12.3 mg/dl
Cr	0.71 mg/dl
UA	4.3 mg/dl
Na	141 mEq/l
K	4.1 mEq/l
Cl	110 mEq/l
CPK	47 IU/l
AMY	47 U/l

Coagulation
PT	86%
APPT	27 sec

Serology
CRP	2.4 mg/dl
IgG	3,099 mg/dl
IgA	226 mg/dl
IgM	128 mg/dl
CH50	38.4
C3	141 mg/dl
C4	45 mg/dl
IC (C3d)	<6 μg/ml
ANA	80× (H&S)
Anti DNA ab	<2 IU/ml
Anti RNP ab	(−)
Anti SS-A ab	(−)
RF	2 U/ml

HLA
A locus	A2	A33(19)
B locus	B27	B44(12)
C locus	Cw1	Cw7

胸部X線：異常所見を認めず
腹部X線：異常所見を認めず
骨X線：仙腸関節に硬化像　Bamboo spine（−）
心電図：異常所見を認めず
腹部エコー：異常所見を認めず
骨盤CT：仙腸関節に硬化像あるも関節裂隙は正常

骨シンチ：頸・胸・腰椎に異常集積。仙腸関節，両股関節にも集積を認める。
骨盤部MRI：両仙腸関節下部でfocalにT1WIでsubchondral signal intensity低下が認められ，T2WIでは，淡いlow signalを呈し，辺縁部がhigh signalを呈している
Gaシンチ：特異的な集積認めず
眼科領域：異常所見を認めず
婦人科領域：異常所見を認めず

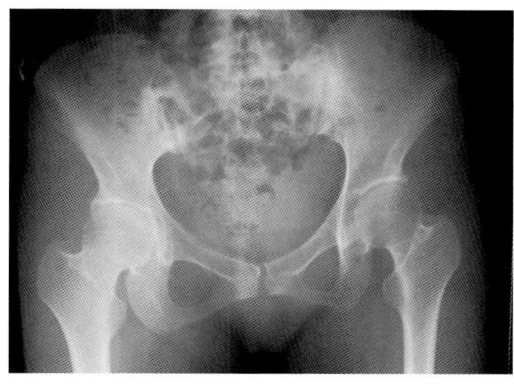

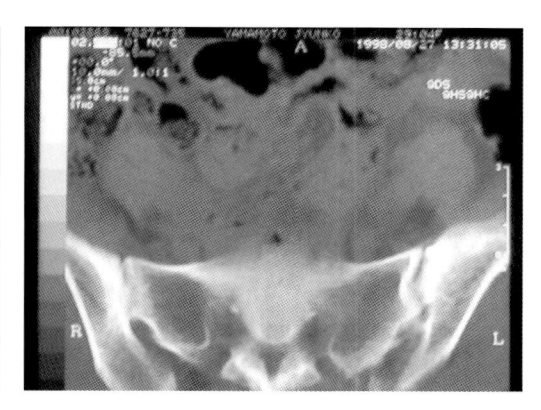

写真6 画像診断（左：骨盤X線，右：骨盤CT）

単純骨X線において仙腸関節に硬化像を認めた。Bamboo spineは認めず（Bamboo spineはかなり進行した例に認められる。また女性例では少ないといわれている）。
仙腸関節CTは仙腸関節に硬化像あるも関節裂隙は正常であった。

36   4. AS

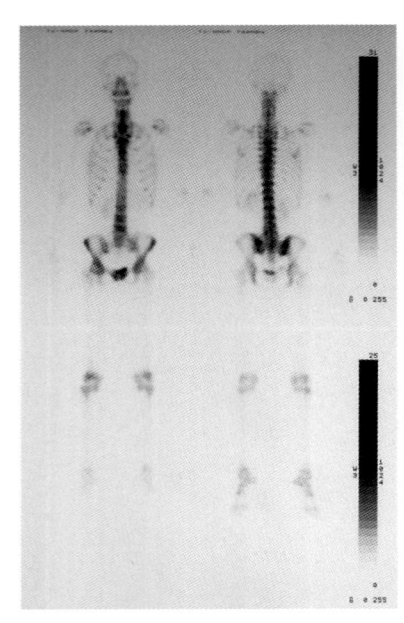

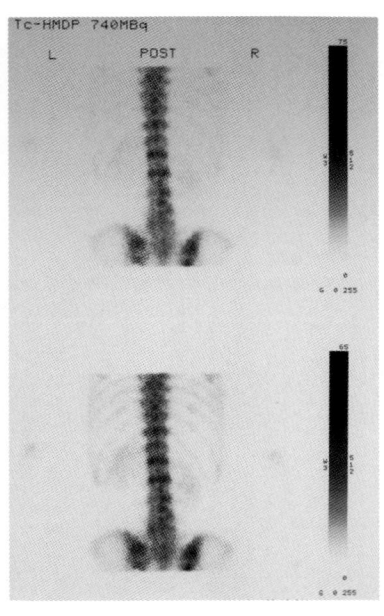

写真7　骨シンチ
骨シンチでは頸・胸・腰椎に異常集積。仙腸関節，両股関節に集積を認めた。

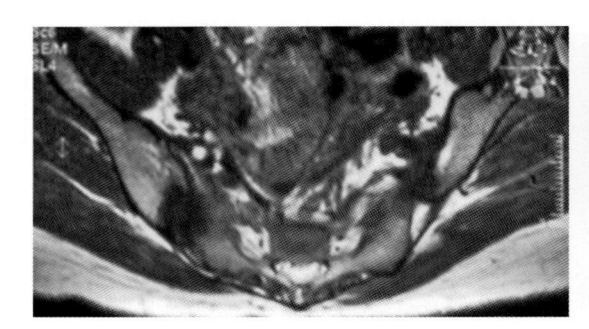

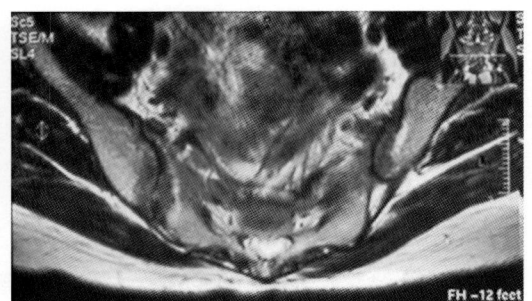

写真8　骨盤MRI（左：T1強調，右：T2強調）
骨盤MRIでは両仙腸関節下部で focal にT1WIで subchondral signal intensity 低下が認められ，T2WIでは，淡いlow signal を呈し，辺縁部が high signal を呈している。

診　断

　症状の特徴は思春期から腰背部痛を認め慢性に進行したことである。初発症状は腰痛とこわばりのため朝ベッドから起き上がることが辛かったことであった（17歳）。当初はいくつかの医療施設にて，単なる腰痛症，坐骨神経痛と診断を受けNSAIDsの投与にて一次的に軽快をみていた。しかしながら，疼痛は徐々に増悪し背部痛も加わり，さらにいくつかの医療機関を受診するも確定診断には至らなかった。

　入院時所見では末梢関節炎は認めなかったが，仙腸関節部に圧痛を認め，Modified Schoberテストにて屈曲制限を認めた。また関節外症状は認めなかった。血液検査所見ではリウマトイド因子は陰性であったが，抗核抗体は80倍と弱陽性であった。しかしながら特異的な自己抗体を認めず，膠原病を示唆する臨床所見を認めず，最終的には非特異的なものと考えた。炎症反応はCRP上昇，赤沈の亢進，また，高γグロブリン血症を認めた。以上より，リウマトイド因子陰性の脊椎関節症と考えた。これらの範疇には強直性脊椎炎（ankylosing spondylitis；AS），反応性関節炎（ライター症候群），乾癬性関節炎，炎症性腸疾患があり，いずれもHLA-B27と関連を持つ。HLA検査は，保険適応はないが，日本人のHLA-B27は白人，黒人と比べても頻度が少なく，診断的価値は高いため施行した。結果はHLA-B27が陽性であった。発症が慢性であり，泌尿器，消化管の感染症を思わせる所見がないことから反応性関節炎（ライター症候群）は否定的，乾癬を疑わせる皮膚症状もなく乾癬性関節炎も否定的，腸炎の所見もなく炎症性腸疾患に伴う関節炎も否定的と考え（強直性脊椎炎は男性に多いとされるが本症例は女性），強直性脊椎炎を強く疑った。**表18**にその鑑別を示す。

表18　強直性脊椎炎と類縁疾患との比較

疾患特徴	強直性脊椎炎	反応性関節炎 （ライター症候群）	乾癬性関節炎[*1]	腸炎を伴う関節炎[*2]
好発年齢	若年層<40	若年〜中年層	若年〜中年層	若年〜中年層
男女比	一般に男性が3倍多い	男性に圧倒的に多い	ほぼ同率	ほぼ同率
通常の発症様式	緩慢	急激	さまざま	緩慢
仙腸骨炎あるいは脊椎炎	事実上100%	<50%	<20%	<20%
仙腸骨炎の左右対称性	対称	非対称	非対称	対称
末梢関節病変	〜25%	〜90%	〜95%	しばしば
眼病変[*3]	25〜30%	一般的	ときどき	ときどき
心病変	1〜4%	5〜10%	まれ	まれ
皮膚あるいは爪病変	なし	一般的	事実上100%	少ない
病因としての感染物質の役割	不明	あり	不明	不明
HLA-B27陽性	90%	50〜80%	増加せず	増加せず
HLA-B27陽性＋脊椎炎			50%	50%

*1：乾癬患者の5〜7%に関節炎が発症し，乾癬性脊椎炎は全乾癬性関節炎患者の約5%とされている。
*2：慢性炎症性腸疾患を伴う
*3：反応性関節炎では圧倒的に結膜炎が多く，上記の他の疾患では急性前部ブドウ膜炎が多い
日本リウマチ学会編：リウマチ入門第11版［日本語版］，日本リウマチ学会，東京．pp246, 1999より改変．

わが国において強直性脊椎炎の診断は東京都特殊疾病（難病）の申請のための診断基準が用いられることが多い。表19に示す。本症はこの診断基準に当てはめても確実例であった。

表19　強直性脊椎炎の東京都特殊疾病（難病）申請のための診断基準

［1］．主要症状
　1．腰痛（最低3ヵ月以上。運動で軽快し，安静による効果なし）
　2．腰椎の可動域制限（矢状および前額面）
　　a．前屈測定検査
　　　後腸骨棘の高さで垂直に測定した10 cmの間隔が前屈で何 cm伸延したかを計測（異常：5 cm以下）
　　b．側屈測定検査
　　　腋窩正中線上，任意に引かれた20 cmの線が側屈で何 cm伸延したかを計測（異常：5 cm以下）
　3．胸郭拡張の低下
　　胸郭拡張測定検査
　　第4肋間の高さで，最大呼気時の胸囲との差を計測（異常：2.5 cm以下）
［2］．必要検査
　1．仙腸関節X線像
　　（1）両側仙腸関節炎2〜3度
　　（2）片側仙腸関節炎3〜4度
　　　0　：正常
　　　1度：疑い
　　　2度：軽度（小さい限局性の侵食像や硬化像）
　　　3度：中等度（侵食像や硬化像，関節の拡大）
　　　4度：強直
　2．HLA-B27陽性（日本人患者91.7%，正常人2.3%）
［3］．除外疾患
　1．ライター症候群
　2．乾癬性関節炎
　3．腸疾患合併関節炎
　4．反応性関節炎
［4］．診断基準
　（1）確実例：主要症状1．2．3のうち1項目以上＋必要検査1．の（1）
　（2）疑い例：主要症状なし＋必要検査1．の（1）あるいは（2）

東京都特殊疾病（難病）患者診断手引きより

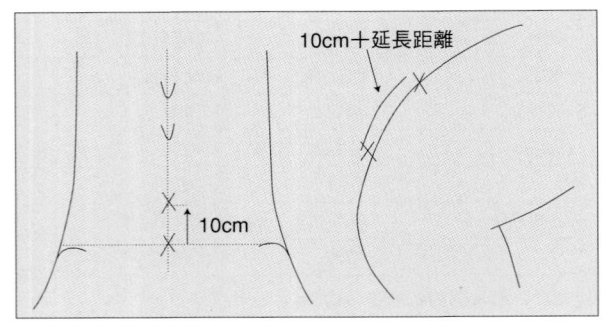

図11　Modified Schoberテスト

脊椎屈曲制限のみかた

Schober テスト

背骨の屈曲の度合をみる検査。巻尺の一方をC7の棘突起に置き，終点を伸展している患者のS1に置く。健常な成人においてC7-S1の長さは体を最大限屈曲させると10 cm程度延長する。このうち脊柱腰椎部T12-S1間で延長する長さは7.5 cmである。

Modified Schober テスト

Schoberテストを簡便にしたもの。腸骨稜を結ぶ線と正中の交点をマークし，正中線上を上方10cmにマークする。可能な限り前屈させこの2点間の距離を計測すると，通常は5 cm以上延長するが，強直性脊椎炎ではほとんど延長しない（図11）。

強直性脊椎炎の関節外症状

強直性脊椎炎では経過中に急性虹彩炎を合併することが多いが，本症例では認めなかった。他の関節外症状には大動脈弁閉鎖不全，両側肺尖部の線維症，馬尾症候群などがあるが，いずれも病状が進行した症例に認められるもので，本症例では認められなかった。

治　療

　強直性脊椎炎の根本的治療法はなく，炎症の強い急性期にはNSAIDsの投与が必要となる。経口ステロイド薬が有効とする根拠はないが，急性虹彩炎においてはステロイド点眼薬が有効である。末梢関節炎を合併するものに対しては，スルファサラジンが有効なことがある。薬物治療以上に重要なのが，運動療法である。毎日適切な運動を行うことにより，変形を最小限に抑え姿勢を保つことができ，さらに疼痛も軽減できる。運動としては水泳が良いとされている。不幸にして，変形が強くなってしまった場合は，整形外科的治療を要する。強直性脊椎炎の経過は多彩であるが，一般には寛解と増悪を繰り返し進行する。近年強直性脊椎炎の管理が的確にされるようになってきたため，その予後も改善し，軽症者の平均寿命は一般人口と変わらなくなっている。

　尚，近年欧米において生物学的製剤（レミケード®，エンブレル®など）の有効性が確認されているが，本邦では保険適応はない。

本症例の経過

　本症例は以上のように診断された後，治療として，ロキソニン®180 mgの定期的な投与を開始し疼痛軽減をみた。また背筋を伸ばす運動を指導し退院とした。
　強直性脊椎炎の診断に至る過程を図12に示す。

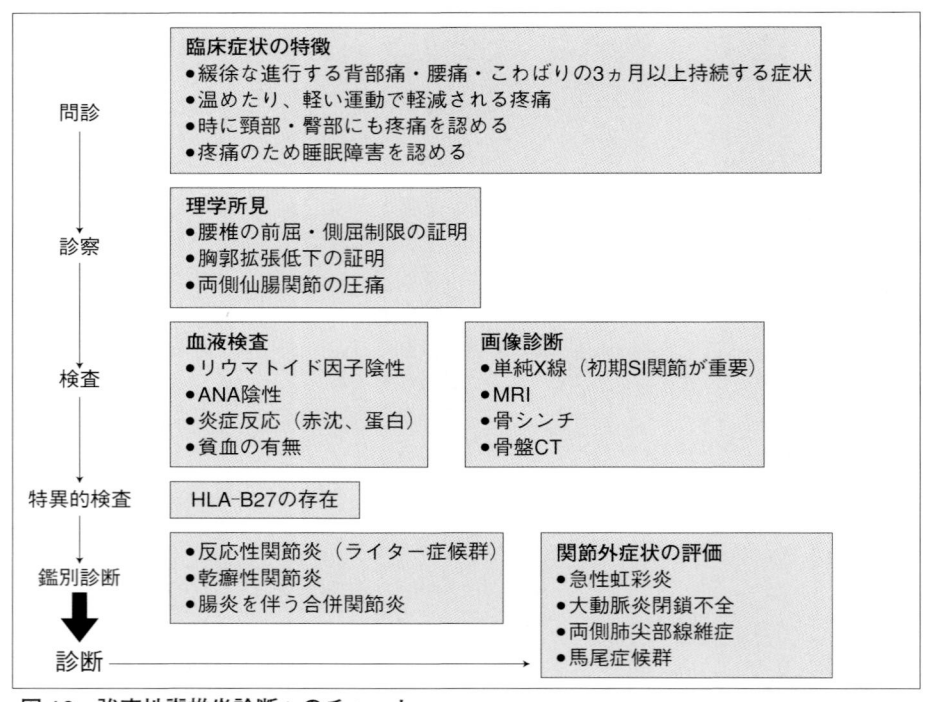

図12　強直性脊椎炎診断へのチャート

（山中　健次郎）

CASE 5 SAPHO
Synovitis, acne, pustulosis, hyperostosis, osteitis syndrome
滑膜炎, 痤瘡, 膿疱症, 骨肥厚症, 骨炎症候群

●本症例の特徴
発熱,前胸部痛,腰痛を主訴に入院,皮膚所見にて掌蹠膿疱症,痤瘡を認めた
検査所見ではリウマトイド因子陰性であった症例

●症例: 43歳 女性
主訴:発熱,前胸部痛,手掌および足底の膿疱性皮疹
現病歴:2000年2月38℃台の発熱と痤瘡,手掌および足底の膿疱性皮疹を認めたが,1週間ほどで軽快した。皮疹はその後も繰り返し出現し,2003年2月より皮疹に加え再び38℃台の発熱を認め,さらに強い前胸部痛,腰痛を認めるようになったため,某皮膚科受診。同科にて入院精査されたが確定診断に至らず,対症療法にて観察されていた。8月よりさらに症状が悪化したため9月10日当院外来を受診し,9月17日入院となる。
既往歴:特記すべきことなし
家族歴:父親:痛風,父方2人,母方3人に関節リウマチを認める
アレルギー歴:特になし

●入院時現症
身長 : 156.1 cm, 体重 : 56.6 kg
血圧 : 112/60 mmHg, 脈拍 : 90/分・整, 体温 : 36.8 ℃
意識清明
眼球・眼瞼結膜 : 貧血なし, 黄疸なし, 充血なし
表在リンパ節 : 腫脹認めず

口腔粘膜：潰瘍なし　扁桃腺肥大認めず
血管雑音：聴取せず
胸部：心音・呼吸音に異常認めず
腹部：平坦，軟，腸蠕動音　正常，圧痛なし
四肢：浮腫は認めず　筋肉：筋肉痛なし
関節：四肢関節の腫脹・圧痛は認めず　両胸鎖関節部の圧痛を認める
神経学的所見：MMT full（疼痛軽減時）
皮膚：手掌および足底の膿疱性皮疹を認める，顔面および前胸部に毛嚢炎を認める
その他：前額部に脱毛を認める，日光過敏なし，レイノー現象なし，
口腔・眼の乾燥感なし

検査所見

Urinalysis
Protein	(−)
Sugar	(−)
O.B.	(−)
Sediments	N.P.

Stool
O.B.	(−)

Peripheral blood
WBC	7,620/μl
Lymp	1,219/μl
RBC	$394 \times 10^4/\mu l$
Hb	11.1 mg/dl
Ht	34.2%
Plt	$34.8 \times 10^4/\mu l$
ESR	97 mm/hr

Coagulation
PT	91%
APPT	41 sec
LAC	(−)

Chemistry
TP	7.3 g/dl
ALB	3.3 g/dl
T-Bil	0.6 mg/dl
GOT	28 IU/l
GPT	35 IU/l
ALP	238 IU/l
γ-GTP	34 U/l
LDH	116 IU/l
BUN	8.5 mg/dl
Cr	0.46 mg/dl
UA	2.2 mg/dl
Na	137 mEq/l
K	4.1 mEq/l
Cl	104 mEq/l
CPK	32 IU/l
AMY	37 U/l

Thyroid function
TSH	3.5
FT3	1.45
FT4	0.90

Serology
CRP	6.4 mg/dl
IgG	2,087 mg/dl
IgA	474 mg/dl
IgM	170 mg/dl
CH50	37.7
C3	111 mg/dl
C4	17 mg/dl
IC（C3d）	11.4 μg/ml
STS	(−)
ASO	47 U/l
RF	13 U/ml
ANA	(−)

A locus	A2
B locus	B62(15)

胸部X線：異常所見を認めず
心電図：異常所見を認めず
手指・足趾X線：異常所見を認めず
腹部エコー：異常所見を認めず
腹部X線：異常所見を認めず
骨シンチ：胸鎖関節部および仙腸関節に異常集積を認める

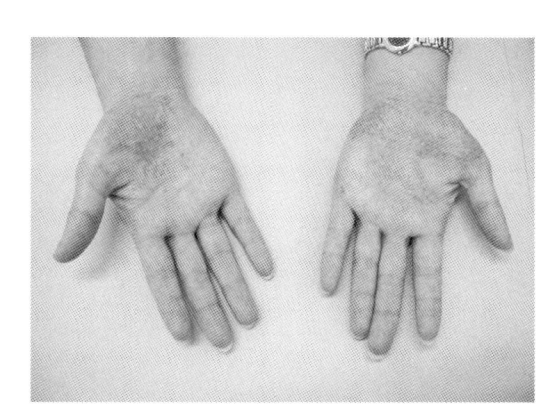

写真9　手掌の掌蹠膿疱症（巻頭カラー参照）

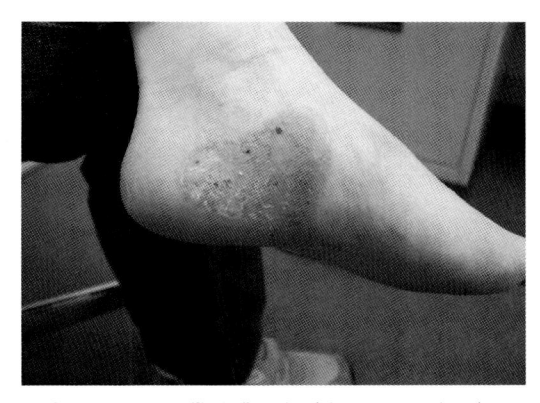

写真10　足蹠の掌蹠膿疱症（巻頭カラー参照）

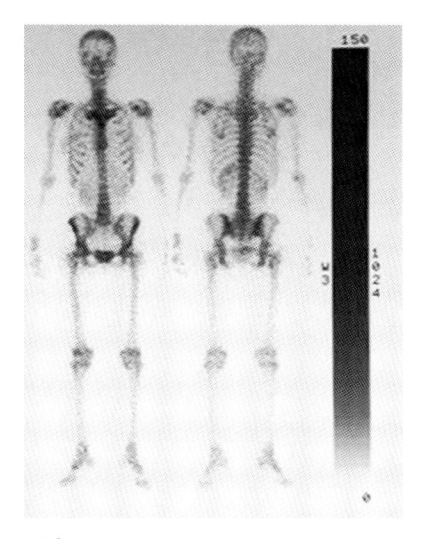

写真11　骨シンチ像
胸鎖関節部および仙腸関節に集積を認める。

診 断

　本症例の皮膚所見では掌蹠膿疱症を認めるが，この皮疹は乾癬の一種の膿疱性乾癬とも考えられる。乾癬を認め，リウマトイド因子陰性であり，リウマトイド結節も認めない場合乾癬性関節炎を考えるが，本症例は，末梢関節炎は著明でなく，単なる乾癬性関節炎とは考えにくい。掌蹠膿疱症には慢性・再発性多巣性骨髄炎（CRMO），胸肋鎖骨の骨増殖症を併発することが知られているが，本症例では前胸部痛，痤瘡も認められる。よって，SAPHO 症候群（synovitis, acne, pustulosis, hyperosteosis, osteitis syndrome）を疑った。検査所見では，CRP，赤沈などの炎症反応は上昇をみたが，リウマトイド因子や抗核抗体は認めず，これらの臨床所見からも関節リウマチをはじめとする膠原病は否定的と考えられた。また，リウマトイド因子陰性脊椎炎で認められる HLA-B27 も陰性であった（しかし脊椎病変を認める SAPHO 症候群では HLA-B27 陽性率は高いとされる）。また，その経過より感染症は否定的と考えた。本症例では，呼吸によって誘発される激しい前胸部痛（胸鎖・胸肋関節部），胸鎖関節の圧痛を認めている。単純X線では骨肥厚は認められなかったが，骨シンチグラフィでは胸鎖関節部に集積を認めることより（SAPHO 症候群の初期の骨病変を証明する上で非常に重要）掌蹠膿疱症に伴う骨関節病変と考え，また，繰り返す痤瘡も認められることより比較的初期の SAPHO 症候群と考えた。一般にその診断には**表20**の診断基準を用いるが，本症例もこの診断基準より SAPHO 症候群との診断に至った。

SAPHO 症候群

　SAPHO 症候群の SAPHO は, synovitis, acne, pustulosis, hyperosteosis, osteitis syndrome の頭文字からなる。前胸部に好発する無菌性の肥厚性骨病変，胸肋鎖骨肥厚症に加え，脊椎，仙腸関節や四肢の関節の病変も認められることがあり，ときに血清反応陰性脊椎関節症と類似した病変を呈することが

Check!

乾癬性関節炎

定義
乾癬と関連した関節炎があること
リウマトイド因子が存在しないこと
リウマトイド結節が存在しないこと

臨床的特徴
いずれかの型の乾癬が存在するか，その既往がある
末梢関節炎を認める（しばしば対称性）
ムチランス型関節炎を認めることがある（まれ）
指炎によるソーセージ様手指を認めることがある
筋付着部の炎症を認めることがある（特にアキレス腱）
典型的な末梢関節炎は DIP 関節に認める
非対称性脊椎炎・仙腸関節炎を認める

表20 SAPHO症候群（synovitis, acne, pustulosis, hyperosteosis, osteitis syndrome）の診断基準

診断基準
1）重度の痤瘡に伴う骨関節病変
2）掌蹠膿疱症に伴う骨関節病変
3）骨肥厚症
4）慢性反復性多発性骨髄炎（CRMO）

以上のうち1項目
3），4）は皮膚病変を伴わなくてもよい
除外項目：化膿性骨髄炎，感染性胸壁関節炎，感染性掌蹠膿疱症，掌蹠角皮症，びまん性特発性骨増殖症，レチノイド療法に伴う骨関節病変

Benhamou CL, Chamot AM & Kahn MF : Synovitis-acne Pustulosis hyperostosis-osteitis syndrome（Sapho）: a new syndrome among the spondyloar-thropathies? Clin. Exp. Rheumatol, 6 : 109, 1988.

表21 SAPHO症候群の皮膚病変発性頻度

掌蹠膿疱症	32%
痤瘡	18%
尋常性乾癬	10%
皮膚病変のないもの	16%

表22 SAPHO症候群骨関節病変の発生頻度

前胸部	63%
仙腸関節	40%
脊椎	33%
下顎骨	11%
恥骨結合	7%

Hayem G, Bouchaud-Chabot A, Benali K, et al : SAPHO syndrome : a long-term follow-up study of 120 cases. Semin Arthritis Rheumatism 29 : 159-171, 1999.

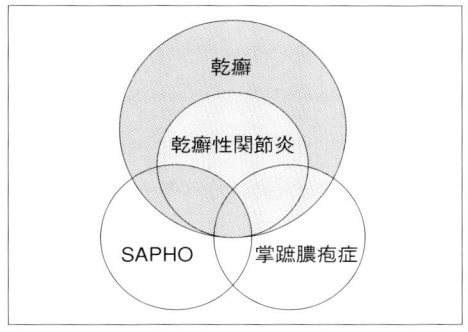

図13 乾癬・乾癬性関節炎・掌蹠膿疱症・SAPHOの関係
Mosby : Rheumatology, 2nd Edition, Mosby, 1997.

知られていた．また，慢性反復性多発性骨髄炎（chronic recurrent multifocal osteomyelitis ; CRMO）は，小児期や青年期に，長管骨の骨幹端などに異時性，多発性，しばしば左右対称性に硬化性骨病変を生じ，局所の疼痛，腫脹，発熱などを伴う疾患であるが，しばしば掌蹠膿疱症，膿疱性乾癬，痤瘡などの皮膚病変を合併する．1987年，ChamotとKahnらは，掌蹠膿疱症に伴う前胸部の肥厚性骨病変のほかに，前胸部以外の骨病変，掌蹠膿疱症以外の膿疱性皮膚病変，皮膚病変を伴わない小児の骨病変，および関節病変をも含めた疾患概念が必要と考えSAPHO症候群を提唱した．本症候群は，いくつかの異なった疾患を含んでいる可能性はあるが，膿疱性皮膚病変と肥厚性骨病変との関連性を有するという点で共通している．診断基準を示したが，この診断基準により規定される疾患群は，かなり広範囲であることには注意が必要と考える．
　また，一般的な乾癬・乾癬性関節炎・掌蹠膿疱症・SAPHOの関係を図13に示す．

治療

SAPHO骨病変に対する治療はNSAIDsの投与が基本となるが，反応しない場合は少量ステロイド薬投与を考える。これによっても改善をみない場合，メトトレキサート，ビスフォスフォネートが有効なことがある。

経過

本症例では，疼痛時に不定期なNSAIDs服用は行ってきたが，9月10日の初診時よりロキソニン®180 mg/dayの定期的な服用とした。これにより皮膚症状は一次的に軽快をみたが，強い関節症状が続くため9月17日入院となった。入院後第3病日には皮膚症状も軽快し，7病日には入院後認めた発熱も37℃前後の微熱となった。関節症状に対しプレドニゾロン5 mg/dayを開始したが，改善は認められず，加えて14病日よりメトトレキサート4 mg/weekを開始した。メトトレキサート開始2週目より関節症状は軽減し，4週目には軽快し，炎症反応もCRP 0.2 mg/dlと陰性化したため，退院となった。

（山中　健次郎）

CASE 6 Gout
痛風

●本症例の特徴
急性に右第1中足趾関節に単関節炎を認め，疼痛のため歩行困難の出現した症例

●症例：76歳　男性
現病歴：2002年5月10日より連日酒席が続き，飲酒量が増えていたが，13日より右拇趾球部に違和感を覚える。5月15日早朝より同部に激しい疼痛，発赤，腫脹出現し歩行困難となり入院となる。
既往歴：62歳　高血圧（Ca拮抗薬服用中），高尿酸血症（薬物治療は受けていない）
家族歴：リウマチ性疾患を認めず
アレルギー歴：特になし

●入院時現症
身長：156.0 cm，体重：60.2 kg
血圧：150/82 mmHg，脈拍：80/分・整，体温：36.2 ℃
眼球・眼瞼結膜：貧血なし，黄疸なし
表在リンパ節：腫脹認めず　結節病変：認めず　血管雑音：聴取せず
胸部所見，腹部所見：異常認めず
四肢：浮腫認めず
関節：右第1中足趾関節に疼痛，腫脹，発赤を認める
皮膚：異常所見認めず

検査所見

Urinalysis
pH	7.0
protein	—
Sugar	—
O.B.	—
sediments	N.P.

peripheral blood
WBC	9,710/μl
RBC	426×10⁴/μl
Hb	13.5 g/dl
Plt	27.5⁴/μl
ESR	41 mm/hr

Chemistry
TP	7.3 g/dl
GOT	16 IU/l
GPT	15 IU/l
γ-GTP	41 IU/l
BUN	11.5 mg/dl
T-Cho	197 mg/dl
TG	62 mg/dl
UA	5.8 mg/dl
Cr	0.80 mg/dl
Glu	135 mg/dl
HbA1C	4.87%
Na	139 mEq/l
K	3.9 mEq/l
Cl	102 mEq/l

Serology
CRP	5.8 mg/dl
24hCcr	99.7 ml/min
CUA	3.6 ml/min
(6.2-12.6)	
%CUA/Ccr	3.6%
(5.5-11.1)	
EUA	0.44 mg/kg/hr
(0.48-0.51)	

足趾X線：右第1中足趾関節の軟部組織腫脹

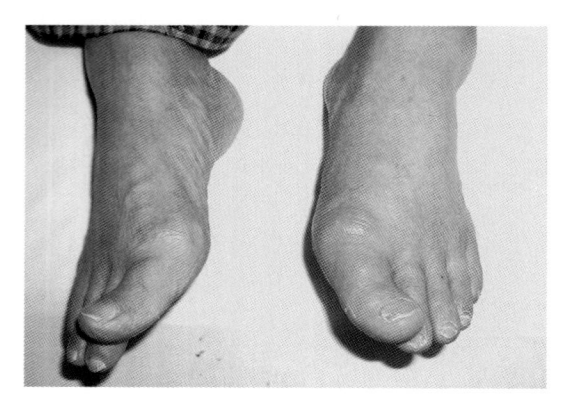

写真 12　右第1中足趾関節の発赤腫脹（巻頭カラー参照）

診 断

　罹患部位が片側性の足趾（第1趾）であり，前兆として違和感を覚え，疼痛出現より24時間以内に発赤腫脹が認められ，痛みはかなり強く（関節リウマチの関節痛とはくらべものにならないほど），歩行が困難な状態であったこと．飲酒量が増えていた時期に発作がおこったことより痛風関節炎（Gout）を疑った．痛風は，通常外来治療となるが本症例は，患者の強い希望もあり入院とした．確定診断は光学顕微鏡での好中球の尿酸ナトリウム1水和物（monosodium urate：MSU）結晶の貪食像か，偏光顕微鏡で関節液中の強い負の複屈折性のMSU結晶の証明によりなされるが，本例は関節液量も少なく関節液検査はできなかった．痛風の診断基準としては，1977年アメリカリウマチ協会の分類基準（表23）があるが，確定診断のつかない場合に用いられることが多い．本症例をこの分類基準に当てはめ，以前高尿酸血症があったことを陽性所見にとると，3の6項目が陽性で急性痛風性関節炎との診断となる．尿酸値は痛風発作時にしばしば正常のことがあり，発作時の痛風の診断に必須ではない．診断に苦慮する場合は，やはり関節液中のMSU結晶の証明が重要である．本症例は，このような痛風の臨床的特徴をほぼ満たしており，検査所見上も炎症反応陽性，軽度貧血などを認め，痛風関節炎と診断した．

痛風関節炎の概念

　痛風関節炎では，滑膜内に蓄積された尿酸塩が関節内に脱落して過剰となり，MSU結晶が関節液中に析出する．この結晶が，補体を活性化したり，マクロファージや好中球などの細胞を活性化し炎症を引き起こすことで発症する．痛風関節炎の臨床的特徴は，発作時その80％は単関節炎で，60〜70％は第1中足趾関節を初発とし，約50％で違和感などの関節炎の前兆を覚えること．その発作は激烈で，24時間以内に発赤・腫脹を伴う極期に達することである．また，初回発作時のX線所見は，

表23　痛風の分類基準（アメリカリウマチ協会，1977）

1. 尿酸塩結晶が関節液中に存在すること
2. 痛風結節の証明
3. 以下の項目のうち6項目以上を満たすこと
1）2回以上の急性関節炎の既往がある
2）24時間以内に炎症がピークに達する
3）単関節炎である
4）関節の発赤がある
5）母趾基関節の疼痛または腫脹がある
6）片側の母趾基関節の病変である
7）片側の足根間関節の病変である
8）痛風結節が疑われる
9）高尿酸血症がある
10）X線上，1つの関節の非対称性腫脹がある
11）X線上，骨びらんを伴わない骨皮質下の囊胞がある
12）発作中の関節液で細菌培養が陰性である

1か，2あるいは，3の12項目のうち6項目を満たせば急性痛風性関節炎と診断してよい．
Wallece SL, et al：Arthritis Rheum 20：895-900. 1997.

通常腫脹のみで変形を認めない．この関節炎は，自然放置でも2週間以内には消退をみる．

治　療

痛風発作の治療

　一般的対処は患部の安静と冷却であるが，発作中は新たに尿酸降下薬は投与してはならない．近年，治療の第1選択として1日の常用量の2～3倍の量を分割して投与するNSAIDs短期大量投与が用いられる．たとえば，インドメタシンであれば25 mgを4時間ごとに投与開始する．疼痛が治まってきたら8時間ごととし，症状が消失したら中止する．本症例も同様の治療を行い，投与開始16時間目には疼痛軽減をみた．NSAIDs短期大量療法が一般的になる以前は，コルヒチンが痛風治療の特効薬とされてきた．しかしながら，現在では発作前兆期には有効であるが，極期に大量投与を行っても消化器症状などの副作用が強いわりにさほどの効果はないとされる．ステロイドは通常用いないが，腎機能低下でNSAIDsが使用できない場合や，多関節炎を認める場合に例外的に使用される．治療の要点を表24に示した．

高尿酸血症

　痛風発作の原因は，慢性的な高尿酸血症にある．図14に示すように，尿酸値が高いほど痛風発生頻度も上昇する．よって，血清尿酸値のコントロールは痛風にとって重要である．
　尿酸は血中で尿酸ナトリウム塩として存在し，その生理的状態での溶解度は約7 mg/dlとされる．それ故現在，男女の性差を問わず，高尿酸血症とは尿酸値が7 mg/dl以上をいう．薬物治療の適応は，痛風発作や痛風結節が認められる場合，それ以外では，尿酸値8 mg/dl以上で合併症のある場合，尿

表24　発作時の治療

一般的対処	患部の安静，冷却．禁酒． 発作中に尿酸降下薬を開始しない（投与中は中止せず継続）．
コルヒチン	痛風発作の前兆期にコルヒチンを1錠（0.5 mg）だけ用いる． 欧米においては頻回発作例に対し1 mg/day投与．
NSAIDs	発作時の治療の第1選択薬． 通風発作の極期には，短期間だけ比較的大量に投与する． 軽快すれば減量・中止する． 最大投与量はRAより高く設定される．
ステロイド	NSAIDsが使えない場合（腎障害など），効果不十分例，多発性関節炎を認める場合に用いる． プレドニゾロン15～30 mg/day・経口で投与開始． 関節炎が軽快したら，1週ごとに減量し，約3週間で中止． 重症例ではプレドニゾロン少量（5 mg）を持続投与することあり． ときに関節内投与（関節液排除後）

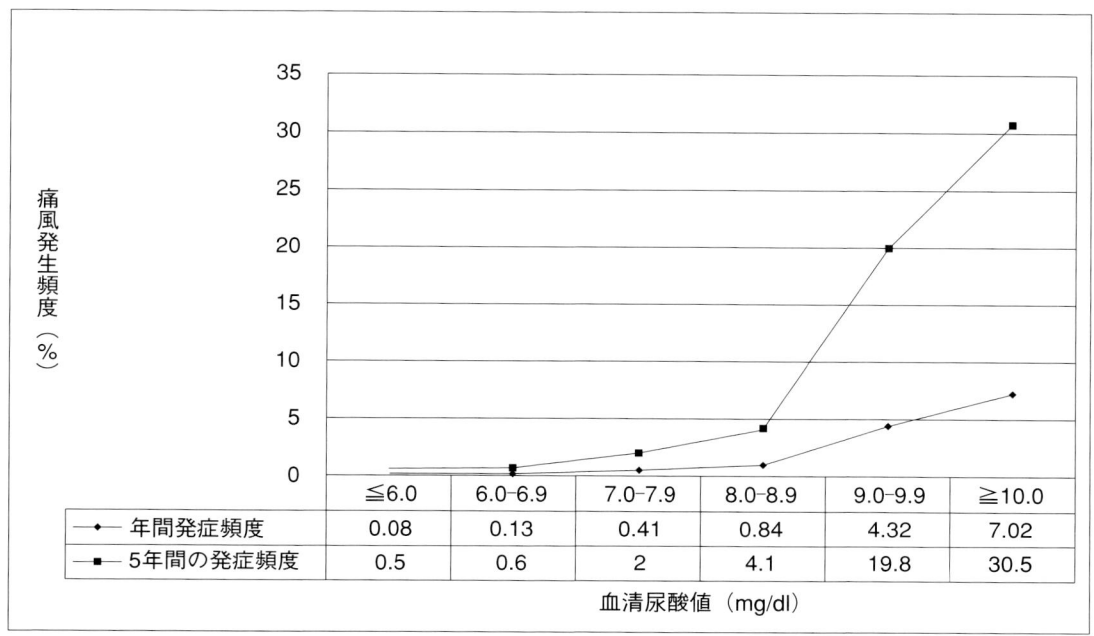

図14 血性尿酸値と痛風発生頻度

血清尿酸値 (mg/dl)	≦6.0	6.0-6.9	7.0-7.9	8.0-8.9	9.0-9.9	≧10.0
年間発症頻度	0.08	0.13	0.41	0.84	4.32	7.02
5年間の発症頻度	0.5	0.6	2	4.1	19.8	30.5

Campion KW, et al：Asymptomatic hyperuricemia： Risk and consequence in the Normative-Aging study. Am J Med，82： 421, 1987.

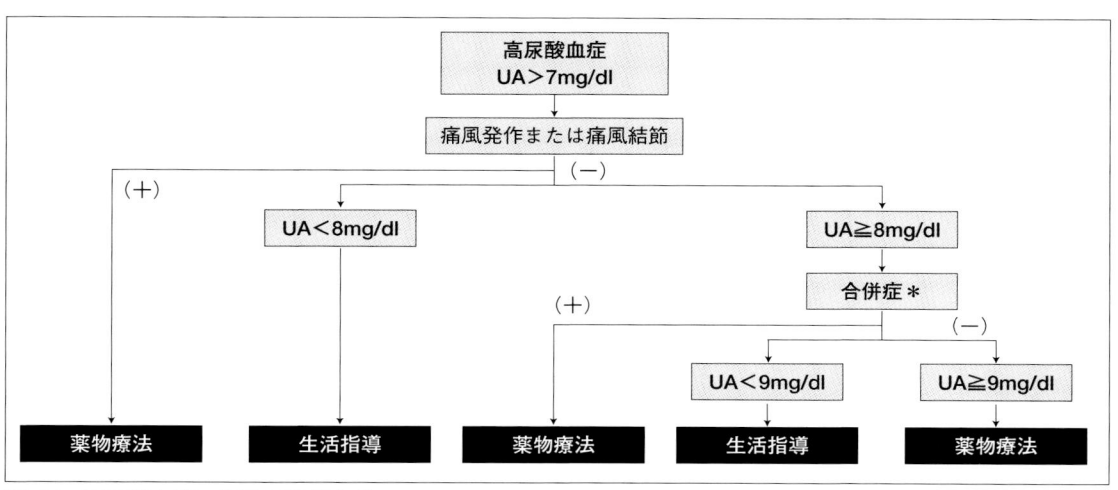

図15 高尿酸血症・痛風の治療方針

＊：腎障害，尿路結石，高血圧，高脂血症，虚血性心疾患，耐糖能異常

高尿酸血症・痛風の治療ガイドライン作成委員会編：高尿酸血症・痛風の治療ガイドライン．P6．日本痛風・核酸代謝学会．2002．

酸値9 mg/dl 以上の場合とされている。また，尿酸値のコントロール目標は6 mg/dl 以下とされている（図15参考）。

高尿酸血症の分類

尿酸は核酸，プリン体の最終産物として血中に存在し，尿酸プール（正常：1,200 mg）を形成する。この尿酸プールは，尿酸産生（正常：700 mg/day），尿中排泄（正常：500 mg/day），腎外性処理（正常：200 mg/day）により規定される。腎外性処理はほとんど消化管により行われる。また，このプール交換率は60 %/day である。これらの尿酸代謝により血中尿酸値が決まる。高尿酸血症もこれにならい，尿酸産生過剰型，尿酸排泄低下型，混合型と分類される。その分類は尿酸クリアランス（CUA）と尿中尿酸排泄量（EUA）を算出して行われる。この分類は，高尿酸血症の治療薬の選択においても重要である。

本症例では尿酸クリアランス3.6 ml/min（6.2-12.6），尿中尿酸排泄量0.44 mg/kg/hr（0.48-0.51）であり尿酸排泄低下型であった。

高尿酸血症の治療

血中尿酸値のコントロールの原則は，まず病型分類（表25）を行い，尿酸排泄促進薬か尿酸生成抑制薬かを決め行うが（表26），痛風発作後関節炎が軽快した後に，少量から投与開始し徐々に増量を行うことが重要である（表27参考）。また，薬物治療と平行して生活指導（表28）も行う。

表25　EUAとCUAによる病型分類

病型	EUA(mg/kg/h)		CUA(ml/min)
尿酸産生過剰型	＞0.51	And	≧6.2
尿酸排泄低下型	＜0.48	Or	＜6.2
混合型	＞0.51	And	＜6.2

表26　尿酸値のコントロール

治療原則	血清尿酸値＜6 mg/dlが望ましい 痛風発作後，関節炎が軽快してから，投薬開始する 少量から開始し徐々に増量を行う 食事療法
尿酸排泄促進薬	尿酸排泄減少型，副作用で他の薬が使用不可
尿酸生成抑制薬	尿酸産生過剰型，尿路結石の存在と既往，腎機能障害，他の薬使用不可
尿アルカリ化薬	酸性尿（pH＜6.0）が食事療法で改善しない場合

表 27　おもな尿酸降下薬

	一般名	商品名	1日投与量と投与方法	副作用
尿酸排泄促進薬	プロベネシド	ベネシッド	500-2,000 mg 2〜4回分服	胃腸障害，ネフローゼ症候群，再生不良性貧血，皮疹，尿路結石
尿酸排泄促進薬	ベンズブロマロン	ユリノーム　など	25-100 mg　1〜2回分服	劇症肝炎，胃腸障害，尿路結石
尿酸生成抑制薬	アロプリノール	ザイロリック，アロシトール，サロベール　など	100-300 mg　1〜3回分服	中毒症候群（過適性血管炎），Stevens-Johnson症候群，剥脱性皮膚炎，皮疹，再生不良性貧血，肝機能障害

表 28　高尿酸血症の生活指導

- 肥満の解消
- 食事療法
  - 摂取エネルギーの適正化
  - プリン体の摂取制限
  - 尿をアルカリ化する食品の摂取
  - 十分な水分摂取（尿量2,000 ml/day以上）
- アルコールの摂取制限
  - 日本酒1合，ビール500 ml，ウイスキーダブル1杯
  - 禁酒日は2日/週以上
- 適度な運動
  - 有酸素運動
- ストレスの解消

本症例経過のまとめ

　入院後補液開始し，インドメタシン25 mgを4時間ごとに投与開始したところ翌日には疼痛軽減をみた。その後は炎症症状が消失するまでインドメタシン75 mg 3×投与を行い，5月20日退院となった。外来にて尿酸値を測ったところ7.4 mg/dlであり，尿中尿酸排泄量，尿酸クリアランスの結果より尿酸排泄低下型であり，関節炎も治まっていたためユリノーム® 2 T/day開始した。

（山中　健次郎）

CASE 7 PM/DM-1
polymyositis/dermatomyositis-1
多発性筋炎/皮膚筋炎-1

●本症例の特徴
本症例はLDH高値より悪性疾患を疑われ消化器内科を紹介された患者である
この時点では筋症状もなくCPKの検査も行われなかった
当科初診時には，特徴的皮疹が出現し，CPKの上昇・軽い筋症状も出現していた
筋症状，筋原性酵素の上昇，皮疹より皮膚筋炎を疑い検査を進めた症例

●症例：67歳　女性
主訴：顔面の浮腫
現病歴：1998年11月頃より両頸部の紅斑，顔面の紅斑・浮腫が出現し，近医受診。血液検査にてLDH高値を指摘され，悪性疾患の疑いで当院消化器内科を紹介される。検査所見より（抗核抗体640×）膠原病が疑われたため当科を紹介され1999年3月10日入院となる。
既往歴：12歳　卵巣嚢腫，卵巣摘出
家族歴：特記すべきことなし
アレルギー歴：なし

●入院時現症
身長：146.5 cm　体重：53.0 kg
血圧：124/80 mmHg　脈拍：80/分・整　体温：36.4 ℃
意識清明　眼球・眼瞼結膜：貧血なし，黄疸なし
表在リンパ節：腫脹認めず
胸部：呼吸音正常，心雑音聴取せず
腹部：平坦，軟，腸蠕動音　正常，圧痛なし
四肢：浮腫認めず

皮膚：両頸部，前胸部，背部伸側に紅斑，両膝伸側に落屑性紅斑，
　　　両（手指）MP PIP 伸側に扁平隆起性の角化性皮疹
神経学的所見：異常なし
筋肉：MMT full であるが両上下肢の筋力低下自覚
　　　両上腕および両大腿の鈍痛自覚，両大腿は握痛あり

検査所見

Urinalysis

Protein	(−)
Sugar	(−)
WBC	5-9/H
RBC	0-1/H
O.B	(−)
Cellular C.	(−)

Peripheral blood

WBC	6,250/μl
Neu	75.0%
Lymp	18.0%
Eosino	0.5%
Baso	0.5%
Mono	6.0%
RBC	422×10⁴/μl
Hb	13.0 mg/dl
Ht	38.7%
Plt	30.2×10⁴/μl
Ret	6.3%
ESR	25 mm/hr

Chemistry

TP	7.5 g/dl
ALB	3.6 g/dl
T-Bil	0.4 mg/dl
GOT	44 IU/l
GPT	27 U/l
ALP	206 IU/l
γ-GTP	13 U/l
LDH	883 IU/l
LDH1	15%
LDH2	29%
LDH3	27%
LDH4	18%
LDH5	11%
BUN	12.2 mg/dl
Cr	0.59 mg/dl
UA	4.4 mg/dl
Na	144 mEq/l
K	3.7 mEq/l
Cl	111 mEq/l
CPK	477 U/l
ALD	7.7 IU/1/37℃
AMY	70 IU/l

Serology

CRP	0.1 mg/dl
IgG	1,872 mg/dl
IgA	294 mg/dl
IgM	147 mg/dl
CH50	35.4 U/ml
IC（C1q）	<1.5 μg/ml
ANA	640× （H&S）
Anti DNA ab	4.7 IU/ml
Anti RNP ab	(−)
Anti SS-A ab	(−)
Anti Jo-1 ab	(−)
RF	12 U/ml
TSH	0.9 μU/ml
FT3	2.82 pg/ml
FT4	1.26 ng/dl
CA19-9	15 U/ml
CA125	8 U/ml
CEA	3.1 mg/ml
24hCcr	95.1 ml/min

ECG：異常なし
胸・腹部X線：異常なし
呼吸機能検査：異常なし
胸部CT：陳旧性肺結核
腹部エコー：胆石（＋）
リンパ節腫脹なし

骨盤部エコー：異常なし
上部消化管内視鏡検査：萎縮性胃炎　十二指腸潰瘍瘢痕
注腸検査：大腸ポリープ

大腿部MRI：脂肪抑制T1，T2強調画像で右大腿屈筋群の信号が全体的に上昇　とくに半腱様筋の造影効果が強い

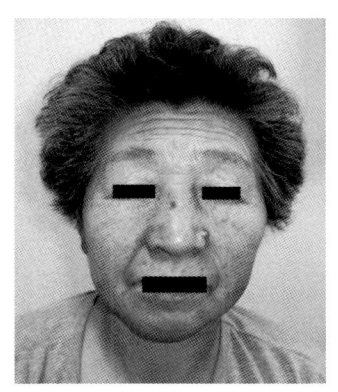

写真 13　前額部・両頬部・顎部の紅斑
頬部の紅斑は鼻唇溝を越える。
（巻頭カラー参照）

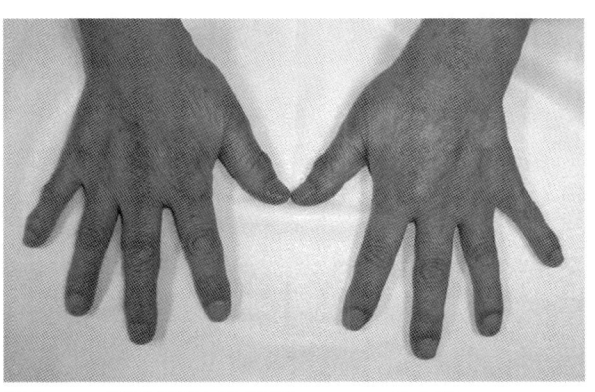

写真 14　指節間関節伸側面にGottronの丘疹
当初搔痒感を伴う発赤として現れ，徐々に扁平に肥厚した。
（巻頭カラー参照）

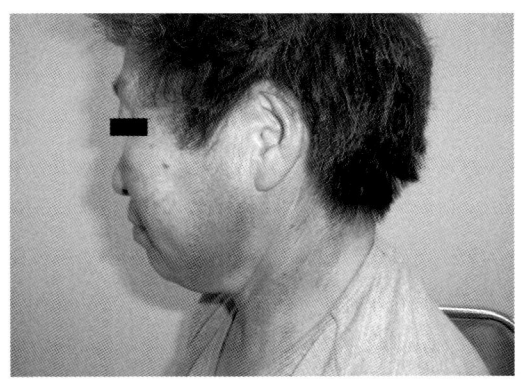

写真 15　頸部前胸部の紅斑
（巻頭カラー参照）

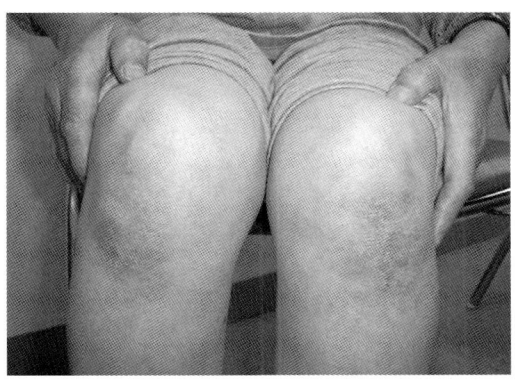

写真 16　膝関節伸側面の紅斑
（巻頭カラー参照）

筋疾患の診察

　筋疾患診察の要点を**表29**に示した．筋力の評価は一般的に徒手筋力測定法（MMT）が用いられる（**表30**）．しかしながら，この方法は主観的要素も入るため，年齢・性・体格・疼痛を考慮し，正常な筋力を理解したうえ行うことが必要である．また，しゃがみ立ちの際，膝に手をつくGower's徴候は，軽度の腰帯筋筋力低下に対しても有用であり，バレー徴候も上下肢の軽度の筋力低下に対し有用である．筋力低下を認める疾患の鑑別診断を**表31**に示す．

皮膚筋炎の皮疹

　皮膚筋炎（dermato myositis；DM）に特有の皮膚症状はヘリオトロープ疹とゴットロン（Gottron）丘疹である．そのほか，他の結合組織疾患と共通の皮膚所見も認められる．皮膚症状は筋炎発現に先行して出現することが多いとされる．

表29　筋疾患の診察

1. 問診	日常生活	階段昇降，重い物を持つこと，高いところの物をとる．歩行など．
	ポイント	症状の部位．症状発現がいつから，急性か慢性か，進行性か，日内変動の有無．不随意運動，こむら返りの有無．知覚神経障害の有無．感染症，発熱の有無．外傷の有無．服薬状況．家族歴．
2. 視診	筋萎縮	筋炎では当初目立たない．
	筋肥大	Duchenne型筋ジストロフィー症の腓腹筋仮性肥大など．
	不随意運動	線維束性攣縮，myokymiaなど．
3. 触診	硬度	筋炎では低下．アミロイド症では増加．
	腫瘤	筋腫瘍，サルコイドーシス（結節）．
	圧痛・握痛	筋炎を示唆．
	打診	甲状腺機能低下症でpercussion myotonia認めることあり．
4. 運動	MMT	主観的要素が入ることに注意．
	Gower's徴候	腰帯筋の筋力低下を示唆．
	バレー徴候	上下肢の軽度の筋力低下に対し有用．

表30　徒手筋力測定方法（MMT）

段階	症　状
0	筋の収縮がみられないもの
1	筋の収縮はあるが，関節の運動がみられない
2	重力を除外すれば十分に運動ができる
3	重力に抗して完全に運動ができる
4	筋力がやや低下している
5	正常

筋力をみる方法として広く活用されている．

表31　筋力低下を示す疾患

	上位運動ニューロン	下位運動ニューロン	神経筋接合部	筋
萎縮	―	＋（遠位優位）	―	―～＋（近位優位）
筋緊張	亢進	低下	正常	正常～低下
深部腱反射	亢進	陰性～低下	正常	正常～低下
病的反射	＋	―	―	―
Fasciculation	―	＋	―	―
異常連合運動	＋	―	―	―
血清CK	正常	正常（ときに上昇）	正常	上昇
筋電図				
Duration	正常	延長		短縮
Voltage	正常	増加		低下
活動電位数	正常	減少		正常
脱神経電位	―	＋		―～＋
誘発筋電図			waning, waxing	
筋生検	正常	神経原性変化	正常	筋原性変化
代表的疾患	脳血管疾患，脊髄障害，運動ニューロン疾患，頸椎症	運動ニューロン疾患，頸椎症，脱髄性ニューロパチー	重症筋無力症	筋炎，筋ジストロフィー，代謝・内分泌性ミオパチー，ミトコンドリアミオパチー
リウマチ性疾患との関連	SLE, APS, Behçet 全身性血管炎	SLE, RA, SSc, MRA, 全身性血管炎	（D-PC副作用）	PM／DM,MCTD,SLE, SSc, 全身性血管炎

斉藤栄造：リウマチ疾患の筋症状．リウマチ科 27（Suppl, I）：147, 2002より改変

ヘリオトロープ疹
眼窩周囲浮腫に伴う皮疹で，上眼瞼の浮腫を伴う赤色から紫色の皮疹である．通常病初期に出現する．

V-sign rash
Vネックシャツで露出する上胸部の発赤疹．同時に顔の両頬部，首，前胸部，および他の日光暴露を受けた部位にも赤色から紫色の発疹が認められることもある．

Shawl-sign rash
頸部から肩，上腕にかけての紅斑．

顔面紅斑
両頬部の皮疹は鼻唇溝を越える特徴がある．

四肢の皮疹
大関節・小関節伸側表面に紅斑が認められることがある。これは全身性エリテマトーデスにおける手の皮疹が関節部位以外の腹側の皮膚に認められるのと対照的である。

Gottron の丘疹
ピンクないし赤紫色，上部は扁平で，指節間関節や肘，膝の伸側に出現する。一般に病後期で出現する。掻痒感を伴うこともありアレルギー疹と間違われることもある。

多形皮膚萎縮症（Poikiloderma）
まだら状の色素沈着過度と色素沈着減少，毛細血管拡張（telangiectasia）が混在し，続発して皮膚萎縮を呈する皮疹で，皮膚筋炎においても認められる。

他の皮膚所見
レイノー現象，丘疹，潰瘍，粘膜の白斑症などがある。一般に皮膚症状の程度と筋炎の重症度との相関はないとされている。しかしながら，爪郭（nailfold）の毛細管異常の程度と臓器病変の間には関連があるとされている。

筋炎の証明

　筋炎のもっとも確実な証明は，筋生検による病理的診断であるが侵襲を伴う。よって，実際には，臨床症状と血中筋原性酵素の上昇，筋電図での筋原性パターンの証明等によりなされることが多い。また，MRIはどの医療施設でもできる検査ではないが，非侵襲的に筋炎を証明することができ，さらに，筋生検施行部位の同定にも役立つ。現在診断基準には含まれていないが，今後診断においてスタンダードな検査となると考えられる。本症例でも**写真17**のように筋炎が画像的に証明された。

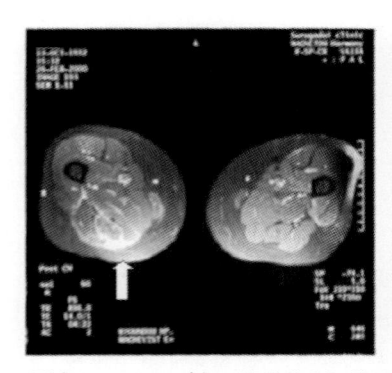

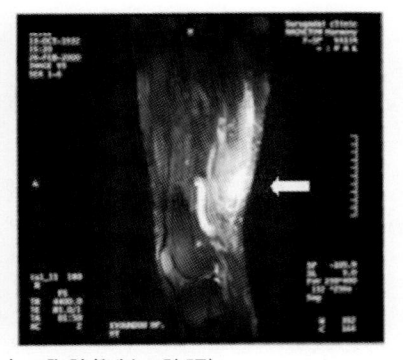

写真17　MRI（左：脂肪抑制T1強調，右：脂肪抑制T2強調）

診　断

　一般的に皮膚筋炎・多発性筋炎の診断はBohan Aの診断基準（表32）または厚生省自己免疫疾患調査研究班の診断基準（表33）によってなされる。

　本症例は筋生検，筋電図を行っておらず，Bohan A.の診断基準では皮膚筋炎のprobable caseにあたる。一方，厚生省自己免疫疾患調査研究班1992年の診断基準によると，特徴的皮疹，筋力低下（入院後徐々に顕著となる），筋肉痛，筋原性酵素上昇，赤沈促進（軽度であるが）より皮膚筋炎の診断となる。

　さらに，MRIにて筋炎が証明されたことも診断の根拠となった。なお，スタチン系薬剤服用歴もなく，症状より他の膠原病や，その合併の可能性も否定的であった。

　特発性炎症性筋肉疾患の病型分類と病理的特徴と血清学的特徴を表34に示す。

　血清学的検査では，筋炎関連抗体として抗核抗体（50〜60％），抗RNP抗体，抗PM-Scl抗体，抗Ku抗体などがあり，筋炎特異的抗体として比較的に多発性筋炎に多く出現する抗Jo-1抗体（20〜30％）をはじめとするantisynthetase抗体，頻度は少ないが重症・難治性多発性筋炎で認められる抗SRP抗体（＜5％），典型的皮膚筋炎にて認められる抗Mi2抗体（5〜10％）がある。しかしながら現在保険適応のあるのは抗核抗体，抗RNP抗体，抗Jo-1抗体のみで，他は研究室レベルの検査である。本症例では抗核抗体は陽性であったが，抗RNP抗体，抗Jo-1抗体は陰性であった。

　皮膚筋炎の他の症状，臓器病変は表35に示したものがある。本症例では，間質性肺炎も認めず，これらの他の症状も認めなかった。

表32　多発性筋炎および皮膚筋炎の診断基準

基準項目	定義
対称性筋力低下	四肢近位筋および頸部屈筋の筋力低下が数週から数ヵ月にわたって進行する。嚥下障害および呼吸筋障害を伴うこともある。
筋生検所見	I型およびII型筋線維の壊死，貪食像，好塩基性変化，大型血管における筋鞘核および核小体を伴う再生像，筋束辺縁部の筋線維萎縮，筋線維の大小不同，炎症細胞浸潤（しばしば血管周囲性）をみる。
筋肉内酵素の活性亢進	血清中の骨格筋酵素，特にCPKとしばしばALDの活性亢進，血清中のGOT，GPT，LDHの活性が亢進する。
筋電図所見	筋電図にて，低振幅，短波長，多相性の運動ユニット波，自発性痙縮波，陽性棘波および刺激性亢進，および不規則な高頻度反復性放電をみる。
皮膚症状	ヘリオトロープ疹：眼瞼の薄紫色変色，眼周囲浮腫，Gottron徴候：中手指節関節および近位指節間関節部の赤紫色の扁平な丘疹。さらに皮膚病変は，膝，肘，内果，顔面，頸部，上胸部に紅斑性皮膚炎をみることあり。
【definite case】皮膚筋炎：4項目中3項目を満たし，発疹を認めるもの。	
【probable case】皮膚筋炎：2項目を満たし，発疹を認めるもの。多発性筋炎：3項目を満たし，発疹の認められないもの。	
【possible case】皮膚筋炎：1項目を満たし，発疹を認めるもの。多発性筋炎：2項目を満たし，発疹の認められないもの。	

Bohan A et al : Computer assistedanalysis of 155 patients with Polymyositis and Dermctanyositis. Medicine（Baltimore）56：255, 1977.

表33 皮膚筋炎・多発性筋炎の診断基準

1．診断基準項目	
（1）皮膚症状	（a）ヘリオトロープ疹：両側または片側の眼瞼部の紫紅色浮腫性紅斑
	（b）ゴットロン徴候：手指関節背面の角質増殖や皮膚萎縮を伴う紫紅色紅斑
	（c）四肢伸側の紅斑：肘，膝関節などの背面の軽度隆起性の紫紅色紅斑
（2）上肢または下肢の近位筋の筋力低下	
（3）筋肉の自発痛または把握痛	
（4）血清中筋原性酵素（クレアチンキナーゼまたはアルドラーゼ）の上昇	
（5）筋電図の筋原性変化	
（6）骨破壊を伴わない関節炎または関節痛	
（7）全身性炎症所見（発熱，CRP上昇，または血沈促進）	
（8）抗Jo-1抗体陽性	
（9）筋生検で筋炎の病理的所見：筋線維の変性および細胞浸潤	
2．診断基準判定	
皮膚筋炎	（1）の皮膚症状の（a）～（c）の1項目以上を満たし，かつ経過中に（2）～（9）の項目中4項目以上を満たすもの
多発性筋炎	（2）～（9）の項目中4項目以上を満たすもの
3．鑑別診断を要する疾患	
感染による筋炎，薬剤誘発性ミオパチー，内分泌異常に基づくミオパチー，筋ジストロフィー，その他の先天性筋疾患	

狩野庄吾：多発性筋炎・皮膚筋炎の厚生省改訂診断基準．厚生省特定疾患自己免疫疾患調査研究班平成4年度研究報告書：pp 5, 1993．

表34 特発性炎症性筋肉疾患の病型分類（Olsen & Wortmann）と臨床的・病理学的・血清学的特徴

病型	臨床的・病理学的特徴	血清学的特徴
1．多発性筋炎 （polymyositis）	慢性肺線維症の合併多い 筋線維の壊死，CD8＋T細胞浸潤	抗Jo-1抗体 抗SRP抗体
2．皮膚筋炎 （dermatomyositis）	定型的皮膚症状を伴う 筋線維束周辺の萎縮，CD4＋T/B細胞浸潤	抗Mi2抗体
3．筋症状のない皮膚筋炎 （amyopathic DM）	定型的皮膚症状のみで筋症状がないか軽微 急性間質性肺炎の合併多い	陰性
4．小児の皮膚筋炎 （childhood DM）	血管炎，皮下石灰沈着を合併	抗M2抗体
5．悪性腫瘍に合併する筋炎 （myopathy associated with malignancy）	予後不良，治療反応性不良	陰性
6．他の膠原病に合併する筋炎 （overlap myositis）	SLE，SSc，MCTDなど 治療反応性良	抗RNP抗体 抗PM-Sc抗体
7．封入体筋炎 （inclusion body myopathy）	進行性・治療抵抗性，高齢者，非対称性 筋細胞内空胞，線維状封入体が存在	陰性

三森経世：自己免疫疾患，多発性筋炎，皮膚筋炎．別冊日本臨牀，免疫症候群（上巻）pp 423, 2000．より一部改変．

表35　皮膚筋炎の他の症状

全身症状	疲労感，微熱，体重減少
筋骨格	関節炎・痛（20〜70％）
肺	間質性肺炎（5〜10％）
	呼吸筋筋力低下による誤嚥性肺炎
消化器	食道蠕動運動低下（10〜30％）
心	不整脈，心筋炎
血管	レイノー現象（20〜40％）
	網状皮斑（Livedo reticularis）

樋口逸郎, 納　光弘：炎症性筋疾患. 新筋肉病学. 南江堂, 東京, pp739, 1995.

治　療

ステロイド薬
　第1に選択されもっとも一般的に行われる治療。通常プレドニゾロン1〜1.5 $mg/kg/day$で開始。2〜4週投与後，筋症状，筋原性酵素の状況をみて減量を開始する。減量開始時に筋原性酵素が正常値まで戻っている必要はない。

免疫抑制薬
　ステロイド抵抗性，重症例の筋炎に対してはメトトレキサートやアザチオプリンが用いられる。その他シクロフォスファミドやシクロスポリンなども用いられることがある。また特に筋症状のない皮膚筋炎（amyopathic DM）にしばしば合併する，ステロイド不応性の破壊的な間質性肺炎に対してはシクロフォスファミドのパルス療法も併用される。

その他
　γグロブリン大量静注療法が重症，再発性の皮膚筋炎に用いられ，有効なことがあるが，保険適応はなく，非常に高価な治療である。

リハビリ
　筋炎が活動性がある時期は，関節可動域の維持を目的とした運動にとどめ，炎症消失後に徐々に筋肉トレーニングを始める。自身の筋力を認識しないままリハビリを急に行い転倒などの事故をおこすことがあり注意が必要である。

本症例の経過
　診断後，間質性肺炎などの合併症もなくプレドニゾロン40 mg/dayより開始し，筋原性酵素の低下をみたためプレドニゾロンの減量開始。その後筋症状，皮膚症状も徐々に改善を認め，32.5 mg/dayまで漸減し退院となった。経過を図16に示す。

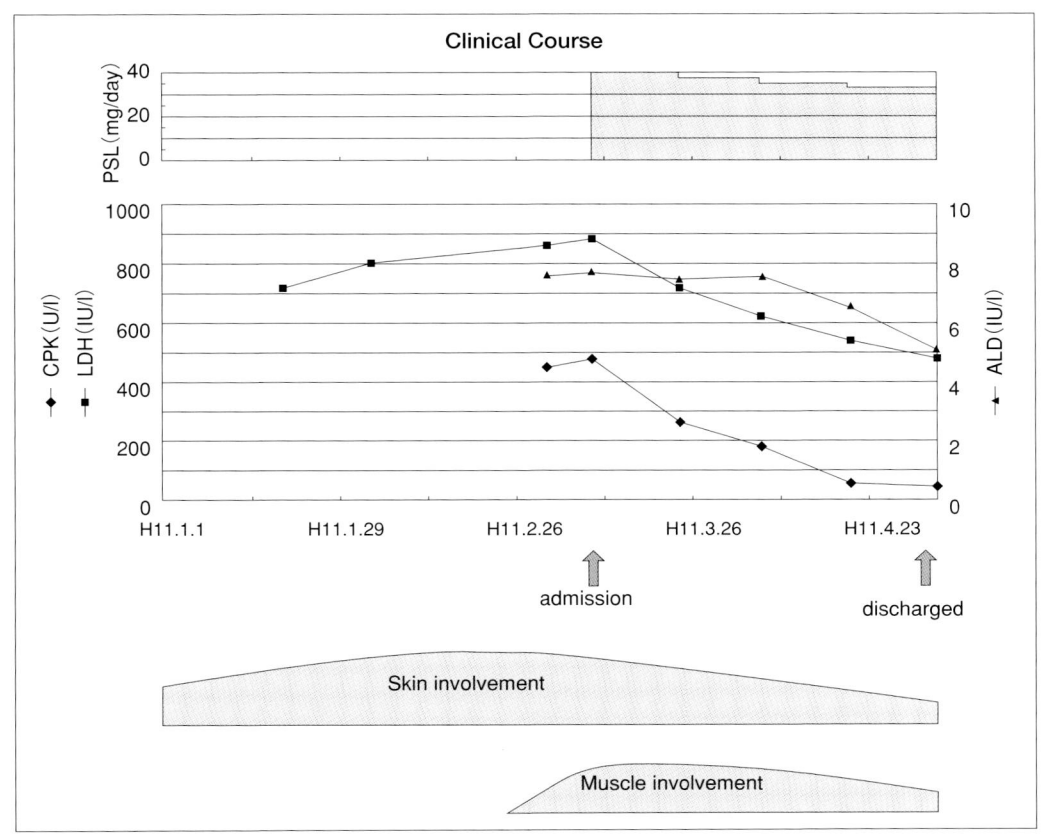

図16 本症例の臨床経過

(山中 健次郎)

CASE 8　PM/DM-2
polymyositis/dermatomyositis-2
多発性筋炎/皮膚筋炎-2

●本症例の特徴
　典型的ヘリオトロープ疹を示す症例
　当初眼科を受診するも，筋症状も軽く診断までに時間がかかった
　特徴的皮疹を認めるものの，筋症状，筋炎の所見は軽く，いわゆる hypomyopathic dermatomyositis と考えられた

●症例：48歳　女性
　主訴：眼瞼浮腫，顔面浮腫
　現病歴：1997年10月より眼瞼浮腫が出現。近医を受診し上眼瞼涙腺炎が疑われたためプレドニゾロン 10 mg，ザジテン® (1 mg) 2C 投与を受けるが改善せず，むしろ増悪したため11月初旬に眼科受診。眼瞼部の涙腺炎，腫瘍が疑われ当院放射線科に紹介される。また，この頃より軽度下肢筋力低下，レイノー現象，手指腫脹を認めていた。放射線科での眼窩部CT，Gaシンチ施行するも異常所見認めず。顔面浮腫も出現したため12月3日当科紹介となり翌12月4日入院となる。
　既往歴：特記すべきことなし
　家族歴：特記すべきことなし
　アレルギー歴：特になし

●入院時現症
　身長：160 cm，体重：60.0 kg
　血圧：122/70 mmHg，脈拍：72/分・整，呼吸数：20/分，体温：36.7 ℃
　眼瞼結膜：貧血様，眼球結膜：黄染なし，表在リンパ節：触知せず
　胸部：呼吸音正常，心音異常なし，心雑音聴取せず

腹部：平坦，軟，腸蠕動音正常，圧痛なし，肝脾腫なし
四肢：浮腫を認めず
皮膚：両上眼瞼に著明な紫紅色浮腫性腫脹，
　　　指関節伸側に掻痒を伴う暗紅色角化性紅斑を認めた
　　　nail fold の出血，爪周囲炎を認める
神経学的所見：特記すべきことなし
筋力：上下肢ともに明らかな筋力低下を認めない（MMT full）

検査所見

Urinalysis		APTT	26 sec	AMY	63 IU/l	TGHA	400×
Protein	(−)	Fig	449 mg/dl	Ferritin	270 ng/ml	MCHA	6,400×
Sugar	(−)	D dimer	0.9 ng/ml			FT3	2.56 pg/ml
WBC	1-4/H	TAT	6.0 ng/ml	Serology		FT4	1.33 ng/dl
RBC	1-4/H			CRP	0.2 mg/dl	CEA	1.8 ng/ml
尿潜血	(−)	Chemistry		IgG	1,400 mg/dl	CA19-9	4 U/ml
細胞性円柱	(−)	TP	6.8 g/dl	IgA	298 mg/dl		
		ALB	51.0%	IgM	145 mg/dl	24hCcr	90.3 ml/min
Peripheral blood		T-Bil	0.4 mg/dl	CH50	41.4 U/ml		
WBC	3,660/μl	GOT	30 IU/l	C3	88 mg/dl		
Neu	75.6%	GPT	37 U/l	C4	39 mg/dl		
Lymp	16.3%	ALP	129 IU/l	IC (C1q)	<1.5 μg/ml		
Eosino	0.3%	γ-GTP	16 U/l	IC (C3d)	19.6 μg/ml		
Baso	0.1%	LDH	519 IU/l	ANA (S)	40×		
Mono	7.8%	BUN	12.8 mg/dl	Anti DNA ab	1.5 IU/ml		
RBC	464×10⁴/μl	Cr	0.82 mg/dl	Anti RNP ab	(−)		
Hb	13.7 mg/dl	UA	3.9 mg/dl	Anti Sm ab	(−)		
Ht	41.26%	Na	145 mEq/l	Anti SS-A ab	(−)		
Plt	17.7×10⁴/μl	K	4.0 mEq/l	Anti SS-B ab	(−)		
Ret	18.7‰	Cl	109 mEq/l	Anti Jo-1 ab	(−)		
ESR	42 mm/hr	CPK	80 U/l	RF	8 U/ml		
Coagulation		ALD	6.4 IU/1/37℃	IgG-RF	0.3		
PT	112%	CR	0.4 mg/dl				

胸部X線：両下肺に淡い網状陰影を認める
EKG：cRBBB
呼吸機能検査：%VC 74.2%，FEV1.0% 93.6%，%DLCO 117%，%DLCO/VA 154.3%
腹部エコー：特記すべき所見なし

胸部CT：両下肺背側に軽度線維性変化を認める
胸部Gaシンチ：肺に明らかな集積増強は認めず
MDL：噴門部前壁に直径15mmのGastric polypを認める
注腸：異常所見を認めず

GF：噴門部前壁に直径15mmのGastric polyp（groupⅠ）を認める 同部よりの生検所見はgastritis and hyper- plastic polyp
筋電図：異常所見認めず
筋生検：右大腿四頭筋より施行 異常所見認めず
婦人科領域：異常所見を認めず

診 断

　本症例は筋生検，筋電図では筋炎の証明はできなかった。Bohan A.の診断基準では皮膚筋炎のprobable case にあたる。一方，厚生省自己免疫疾患調査研究班（1992年）の診断基準では，特徴的皮疹を認め，軽度筋力低下（徒手筋力測定法ではほぼ正常），筋原性酵素上昇（入院後ALDのみの上昇），赤沈促進，発熱を認めるものの皮膚筋炎の確定診断とは至らなかった。しかしながら，スタチン系薬剤服用歴もなく，症状より他の膠原病や，その合併の可能性も否定的であり，典型的皮膚所見を認めることより筋炎の症状の軽い皮膚筋炎（Hypomyopathic DM）と診断した（**図17**）。診断のチャートを**図18**に示す。

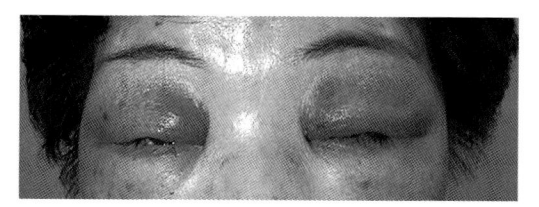

写真18　典型的ヘリオトロープ

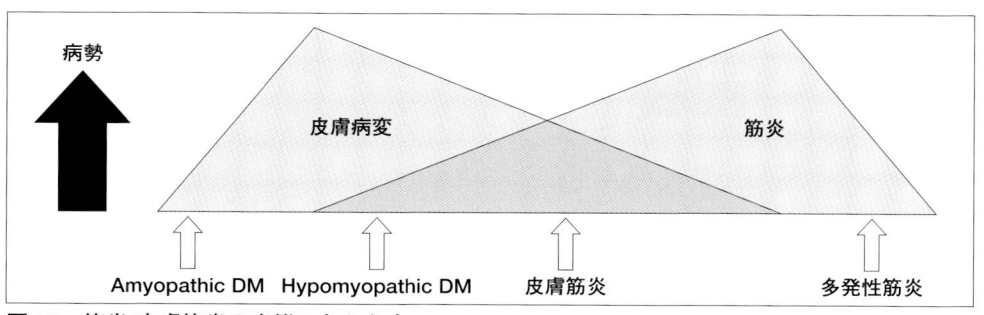

図17　筋炎/皮膚筋炎の病態のとらえ方
＊Amyopathic DM とされる症例も，その半数は後に筋炎を併発するとされており，またごく軽度の筋炎を認めることがある。

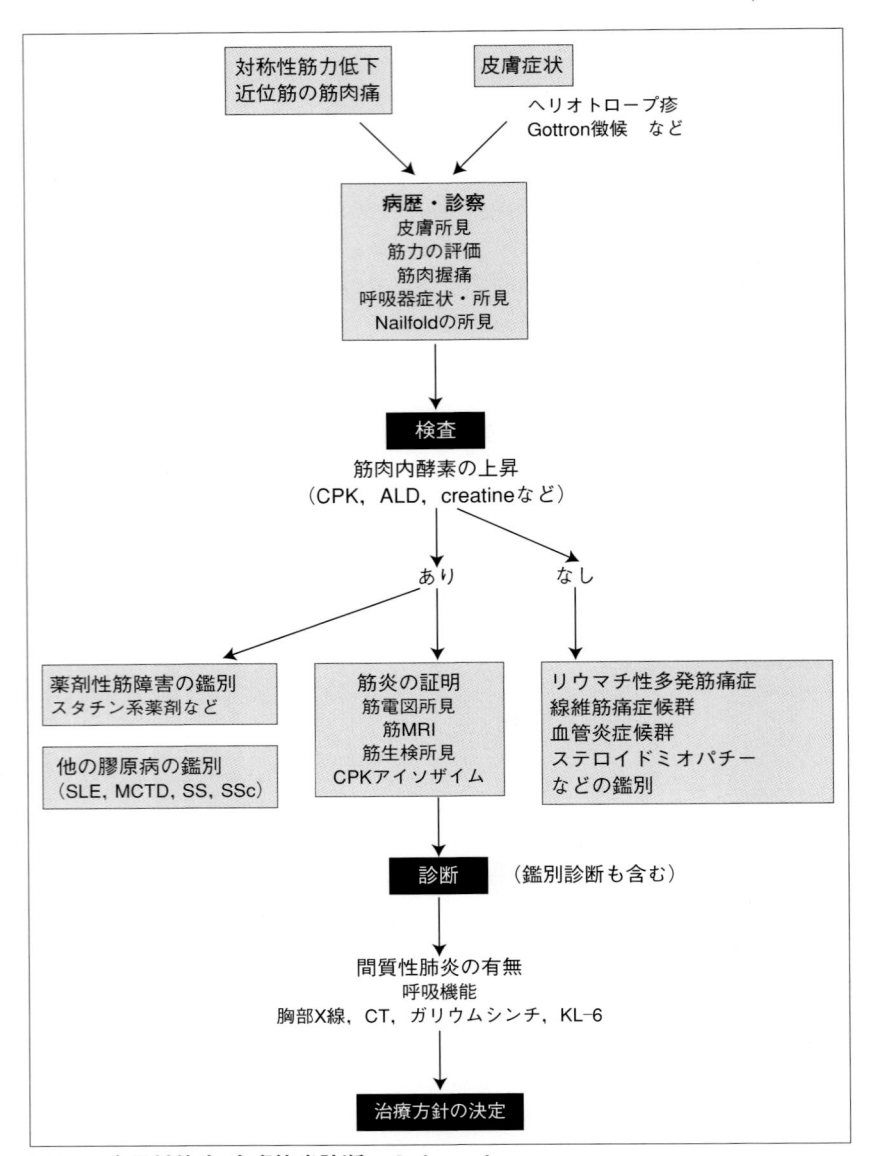

図18 多発性筋炎/皮膚筋炎診断へのチャート

治　療

経過

　入院後皮膚筋炎と診断し，プレドニゾロン 40 mg/day 投与するも 38 ℃を超す発熱出現．諸検査より感染症否定的でありステロイドパルス療法（m-PSL 1 g/day 3 日間）施行，後療法としてプレドニゾロン 50 mg/day 投与を行った．これにより炎症反応および発熱は軽快し，さらに皮疹の著明な改善をみた．プレドニゾロンは 30 mg/day まで減量後退院となり，以後外来通院となるが，全身倦怠感，軽度の筋力低下は続いた．1998 年 6 月 10 日胸部不快感を訴え，近医受診し急死されたが，剖検施行できず死因は同定できなかった．本性例の経過を図 19 にまとめた．

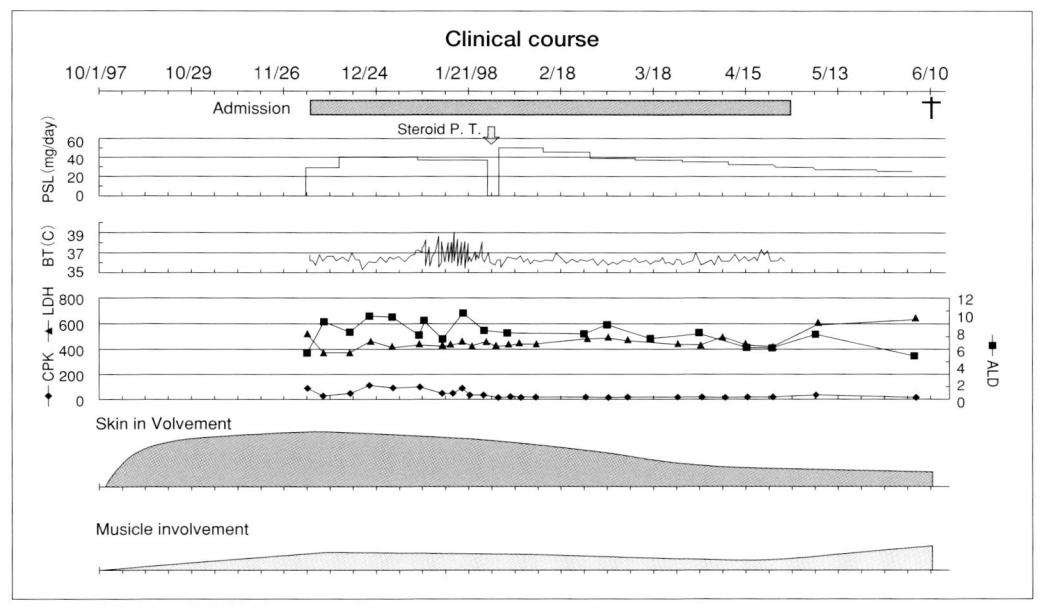

図 19　本症例の臨床経過

（山中　健次郎）

CASE 9　PMR
polymyalgia rheumatica
リウマチ性多発筋痛症

●本症例の特徴
こわばりを伴う筋肉痛を主訴に入院となった
血液検査で炎症反応を認めるがリウマトイド因子は陰性であった
プレドニゾロン 15 mg/day 投与により症状，臨床所見が劇的に改善した PMR の症例

●症例：73歳　女性
主訴：筋肉痛
現病歴：近年肩こりはあったが，2000 年 6 月中旬より頸部より両上腕，臀部より両大腿部の疼痛出現。痛みは徐々に増強し，朝ベッドから起床することが困難となり，夜間の筋肉痛による睡眠障害も出現し，37.0 ℃前後の微熱も認めたため近医を受診。NSAIDs 投与されるも改善を認めず，炎症反応陽性より膠原病が疑われ 2000 年 11 月 2 日当科紹介入院となる。
既往歴：65歳　高血圧（タナトリル 5 mg 服薬）
家族歴：母　関節リウマチ
アレルギー歴：特になし

●入院時現症
身長：153.6 cm　**体重**：64.0 kg
血圧：右 154/90 mmHg　左 150/86 mmHg（左右差なし）
脈拍：78/分・整　**体温**：36.4 ℃
意識清明　視力障害認めず
眼球・眼瞼結膜：貧血なし，黄疸なし
表在リンパ節：腫脹なし　**血管雑音**：聴取せず

胸部：呼吸音正常，心雑音聴取せず
腹部：平坦，軟，腸蠕動音正常，圧痛なし
四肢：浮腫認めず
筋肉：頸部より両上腕，臀部より両大腿部に筋肉痛を認めた．起床時，動作を始める時に特に強い．また，同部に握痛は認めず
関節：疼痛，腫脹，発赤を認めず　MMT full（疼痛軽減時）
神経学的所見：異常所見認めず　皮膚：異常所見認めず

検査所見

Urinelysis
protein	(−)
Sugar	(−)
O.B.	(−)
sediments	
WBC	5-9/H
RBC	1-4/H
Hyaline cast	30-49/W

Stool
O.B.	(−)

CBC
WBC	9,380/μl
Neu	6,170/μl 65.8%
Eos	113/μl 1.2%
Baso	28/μl 0.3%
Mono	816/μl 8.7%
Lym	2,261/μl 24.1%
RBC	394×10⁴/μl
Hb	11.9 g/dl
Ht	35.4%
Plt	55.9×10⁴/μl

ESR　108 mm/hr

Coagulation
APTT	29 sec
PT	90%
D-Dimer	1.9 ug/dl
α2PIP	2.3 μg/ml
TAT	4.0 μg/ml

Chemistry
TP	6.6 g/dl
Alb	3.0 g/dl
GOT	28 IU/l
GPT	45 IU/l
LDH	233 IU/l
ALP	246 IU/l
γ-GTP	93 IU/l
CPK	21 IU/l
BUN	17.5 mg/dl
Cre	0.81 mg/dl
Na	143 mEq/l
K	3.7 mEq/l
Cl	103 mEq/l

Thyroid function
FT3	3.19 pg/ml
FT4	1.53 ng/dl
TSH	3.4 μU/ml

Serology
CRP	12.6 mg/dl
IgG	1,254 mg/dl
IgA	458 mg/dl
IgM	96 mg/dl
CH50	42.62
C3	179 mg/dl
C4	35 mg/dl
RF	1 U/l
ANA	(−)
anti-DNA ab	2.2 U/ml
anti-RNP ab	(−)
anti-SS-A ab	(−)
anti-Jo-1 ab	(−)
MPO-ANCA	<10 EU
IC (C1q)	<1.5 μg/ml
LE test	(−)

ECG：異常なし
胸・腹部X線：異常なし
腹部エコー：胆石の所見のみ
胸部CT：異常所見なし
腹部CT：胆石の所見のみ
大腿部MRI：異常所見認めず
Gaシンチ：有意な集積認めず
MDL：異常認めず
注腸：異常認めず
婦人科的検査：異常所見認めず

診 断

　発症が高齢であること。全身症状として微熱を認めること。こわばりを伴う筋肉痛を認めること。症状が2週間以上続くこと。赤沈値高値，CRP高値であること。CPKなどの筋原性酵素の上昇がなく，明らかな筋力低下を認めないこと。また，検査結果では抗核抗体やリウマトイド因子が陰性であることより，リウマチ性多発筋痛症を疑った。また，臨床症状，検査結果より関節リウマチをはじめとする膠原病は否定的であり，細菌性心内膜炎を思わせる所見もなく，viral infectionのごとくself limitedではなく，感染症も否定的であった。頭痛，顎関節痛，視力障害などもなく側頭動脈炎も否定的であり，他の血管炎症候群や悪性疾患も臨床所見，検査結果よりも否定的であった。リウマチ性多発筋痛症（polymyalgia rheumatica；PMR）には確立した診断基準あるいは分類基準というものはない。診断は特徴的な臨床所見に基づいてなされる（以下Check！に示す）が，治療前の時点でステロイド薬著効を除いてもその特徴的臨床所見を満たしていた。

筋肉痛のみかた

　患者から筋肉の痛みを訴えられた場合，まず，表36に示した病態を考える。本症例では，不髄意的な筋肉の活動は認められない。よって，こむら返り，筋拘縮，ミオトニーなどに伴うものではない。また，CPKなどの筋原性酵素の上昇がなく，筋力低下，触診による圧痛あるいは腫脹も認めず，一般的筋肉痛とは異なった印象であった。また，筋肉痛を誘発する薬剤の服用もない。よって特殊な筋肉痛を考えた。甲状腺機能も正常であり，痛みのための睡眠障害は認めるものの，線維性筋痛症で特徴的なtender pointsも認めず，高齢であり，筋肉痛のみだけからみてもリウマチ性多発筋痛症を強く疑った。リウマチ性多発筋痛症の筋肉痛は血管の炎症に起因すると考えられている。

リウマチ性多発筋痛症と巨細胞動脈炎

　巨細胞動脈炎は別名，側頭動脈炎（Giant Cell Arteritis：GCA）とも呼ばれ，通常リウマチ性多発

> **Check!**
> **リウマチ性多発筋痛症の特徴的臨床所見**
> ①2つの大筋肉群（頸部，肩—上腕，股関節部，大腿）の疼痛とこわばり，通常対称的
> ②症状持続期間は2週間以上
> ③関節リウマチ，全身性エリテマトーデス，結節性動脈周囲炎，感染症，悪性腫瘍関連の臨床症状を否定できる
> ④年齢50歳以上であること（好発年齢は中高年）
> ⑤ESRの亢進（通常50 mm/hr以上）
> ⑥ステロイド薬投与が著効すること（すみやか，かつ持続的）

Bengtsson B, Malnvall BE：Giant cell arteritis. Acta Med Scand（Suppl）681：1-102, 1982.

表36 筋肉痛の種類

外傷および生理的	挫傷，断裂，筋肉内出血，過度の運動。
一般的筋肉痛	局所的あるいは全身的筋肉自体の痛みで，不随意な筋活動はなく，筋力低下，脱力感，触診による圧痛あるいは腫脹を伴う。筋炎で認められるが，ある種の薬剤（高脂血症用薬など）により発症することもある。PM/DM,MCTD,SLE,全身性血管炎，ウイルス（Coxakie B，EBV，インフルエンザなど）感染症，トキソプラズマ症で認められる。
特殊な筋肉痛	リウマチ性多発筋痛症：50歳以上の患者で生じ，不随意筋活動を伴わないこりと痛みが肩，腰背部痛，臀部，および大腿に認められるのが特徴。ステロイド薬が著効する。通常筋力低下は認めない。
	線維性筋痛症候群：患者はひどい筋肉痛と圧痛を訴え，特定の痛みを伴う圧痛点，睡眠障害，易疲労性を認める。通常筋力低下は認めない。
	筋筋膜疼痛症候群：限局性・片側性の筋肉痛。圧痛も局所に限られる。
	血管障害による筋肉痛：筋肉の虚血により起因する痛み。間欠性跛行を認める。閉塞性動脈硬化症，バージャー病，多発動脈炎，急性静脈血栓症などで認める。
	甲状腺機能低下：一般的筋肉痛，こり，こむら返りを認める。
こむら返り	局所的に不随意におこり，目に見えるか触って硬いと認識できるぐらいの筋収縮がおこり，痛みを伴う。その発現は突然で短時間持続する。自然発生的な神経性の興奮による。
筋拘縮	こむら返りと同様，筋肉は硬くなるが，解糖系の障害によるエネルギー不足に関係しおこり，筋収縮後の弛緩ができない状態になる。線維化のため伸展できない固縮とは異なる。
ミオトニー	筋収縮が遷延し，弛緩が遅れた状態を指す。通常自発的な筋肉活性に続発する。ときに筋肉に機械的刺激によって誘発される（叩打ミオトニー）。ものを堅く握りしめた後に放すことが難しい現象を誘発する。通常低温により増悪し，持続的運動で和らぐ。

筋痛症に伴って認められる。この疾患で一番問題となるのは視力障害であるが，早期の診断と治療（ステロイド大量療法など）により，失明を防ぐことができる。その診断基準を表37を参考に示す。

1960年代にリウマチ性多発筋痛症の患者の側頭動脈生検において巨細胞動脈炎が認められた報告があり，この2つの疾患が同一の病因（血管炎）によるのではと考えられた。たしかに，リウマチ性多発筋痛症の20〜30％の患者において巨細胞動脈炎を認め，逆に，巨細胞動脈炎の60〜70％の患者においてリウマチ性多発筋痛症を認め，何らかの関連があることは事実である。しかしながら同一の病因との確証は得られていない。

臨床的に問題となるのは，ほとんどのリウマチ性多発筋痛症患者も50歳以上で，赤沈≧50 m/hrであり，これに新たな特徴的な頭痛が加われば巨細胞動脈炎との診断となることである。巨細胞動脈炎に対しては最低ステロイド40 mg/day以上の投与が必要であり，巨細胞動脈炎による頭痛ではない場合はステロイドの過剰投与となる。リウマチ性多発筋痛症患者で巨細胞動脈炎が強く疑われる場合には，側頭動脈罹患部位の生検を行い確定診断を得ることも大切であるが，生検で巨細胞動脈炎の所見が得られない場合や行えない場合にはステロイド少量投与を開始し経過観察とする。

治　療

　リウマチ性多発筋痛症は中等量以下のステロイド薬が著効することが特徴であり，本症例にも11月16日よりプレドニゾロン15 *mg/day* 投与開始した。ステロイド薬は著明な効果を発揮し，筋肉痛などの諸症状は投与2週間後には症状ほぼ消失。12月5日の検査でCRP 3.1 *mg/dl*，赤沈 35 *mm/hr* まで低下したため12月7日退院となった。リウマチ性多発筋痛症に対するステロイド薬投与は6〜12ヵ月間赤沈が正常であることを確認後中止するが，少なくとも2年間の投与が必要である。あまり性急な投与中止は再燃を招くので，注意が必要である。

表37　巨細胞（側頭）動脈炎の診断基準

基準項目	
1. 発症年齢≧50歳	50歳以上で初発症状あるいは所見が発現
2. 新たな頭痛	初めて経験する，あるいは今まで経験したことがないタイプの局所的頭痛
3. 側頭動脈異常	頸動脈の動脈硬化と因果関係のない側頭動脈に沿った圧痛あるいは脈拍減弱
4. 赤血球沈降速度の亢進	Westergren法による赤血球沈降速度≧50 *m/hr*
5. 動脈生検の異常	動脈の生検材料において単核細胞浸潤あるいは肉芽腫性炎症が著明で，通常多核性巨細胞を伴う血管炎所見

分類上上記5項目中3項目以上が認められる場合巨細胞（側頭）動脈炎と判定する
項目の種類を問わず3項目以上認められれば，感度93.5%，特異性91.2%である
Hunder GG, Bioch DA, Michel BA, et al : The American College of Rheumatology 1990 criteria for the classification of giant cell arteritis. Arteritis Rheum 33 : 1122–1128, 1990.

（山中　健次郎）

CASE 10 FM

fibromyalgia
線維筋痛症

●本症例の特徴
患者はひどい筋肉痛と圧痛を訴えるが筋力低下は認めない
特異的な圧痛点，睡眠障害，易疲労性を認める
検査所見では炎症反応も陰性，CPK も正常と，ほとんど異常を認めない症例

●症例：50歳　女性
主訴：全身の疼痛
現病歴：1998年10月より右第1趾に疼痛出現。近医を受診したところ偽痛風との診断を受け NSAIDs を投与され経過観察されてきた。1999年1月より，両手指・手（特に手掌）・膝・肩・上腕部・背部・足底部に疼痛が出現し肩こりがひどくなり，起床時に体全体のこわばりを認めたため，2月17日当科受診となった。受診時の睡眠時間は約6時間で，眠りが浅く2～3回覚醒するとのことであった。
既往歴：特記すべきことなし
家族歴：特記すべきことなし
アレルギー歴：特になし

●現症
身長：157.2 cm　**体重**：55.7 kg　**体温**：36.6 ℃
血圧：118/80 mmHg　**脈拍**：90/分・整
眼球・眼瞼結膜：貧血なし，黄疸なし，充血なし
表在リンパ節：腫脹認めず
口腔粘膜：アフタ性口内炎認める　**血管雑音**：聴取せず
胸部：心音・呼吸音正常，心雑音聴取せず

腹部：平坦，軟，腸蠕動音正常，圧痛なし
四肢：浮腫は認めず，筋力低下認めず
関節：明らかな関節炎所見認めず
神経学的所見：異常認めず　精神症状：疼痛を信じてもらえないとの焦燥感が強い
皮膚：紅斑認めず
　　　日光過敏なし，レイノー現象なし
　　　口腔・眼の乾燥感なし，脱毛なし

検査所見

Urinalysis		Chemistry		Serology	
protein	—	TP	6.2 *g/dl*	CRP	0.1 *mg/dl*
sugar	—	Alb	3.7 *g/dl*	STS	(—)
O.B.	—	GOT	36 *IU/l*	IgG	1,170 *mg/dl*
sediments		GPT	101 *IU/l*	IgA	294 *mg/dl*
WBC	1-4/H	LDH	287 *IU/l*	IgM	86 *mg/dl*
RBC	5-9/H	ALP	145 *IU/l*	CH50	39.4
		γ-GTP	15 *IU/l*	RF	1 U/l
便潜血	—	CPK	32 *IU/l*	ANA	20x (H&S)
		BUN	18.2 *mg/dl*	抗DNA抗体	1.5 *U/ml* (RIA)
Peripheral blood		Cre	0.73 *mg/dl*	anti-RNP Ab	(—)
WBC	7,360/μl	Na	141 *mEq/l*	anti-SS-A Ab	(—)
Neu	58.3%	K	4.1 *mEq/l*	IC (C1q)	<1.5 $\mu g/ml$
Lym	34.3%	Cl	107 *mEq/l*		
Eos	1.0%	Glu	132 *mg/dl*	24hCcr	83.7 *ml/min*
Baso	0.2%				
Mono	6.3%	**Thyroid function**		ウイルス検査（**FA**）	
RBC	286×10^4/μl	TSH	2.0 $\mu U/ml$	CMV IgG	<10×
Hb	12.3 *g/dl*	FT3	2.24 *pg/ml*	CMV IgM	20×
Ht	37.4%	FT4	1.03 *ng/dl*		
Plt	25.3×10^4/μl	TGHA	(—)	EBV VCA IgG	20×
		MCHA	(—)	EBV VCA IgM	<10×
赤沈	9 *mm/Hr*	TRAb	4.4	EBV EBNA	<10×

胸部X線：異常所見なし　　　足趾X線：異常所見なし　　　指尖脈波(氷負荷)：陰性
腹部X線：異常所見なし　　　EKG：W.N.L.
手指X線：異常所見なし　　　腹部エコー：異常所見なし

診　断

　広範囲の疼痛とこわばりを認めることより圧痛点をみたところ，特異的圧痛点が11ヵ所に認められた（図20）ことより線維筋痛症（fibromyalgia；FM）を考えた。症状発現より3ヵ月はたっていないものの，肩こりがひどいこと，睡眠障害を認めることも診断を支持するものと考えた（表38）。鑑別診断としては，リウマチ性多発筋痛症，関節リウマチがある。リウマチ性多発筋痛症と一見症状が似ているが，赤沈値，CRPなどの炎症反応に乏しい点から否定的と考えた。また関節リウマチとしては，リウマトイド因子陰性，関節症状が乏しく診断基準も満たさず，これも否定的と考えた。線維筋痛症には関節リウマチ，全身性エリテマトーデス，変節性関節症などのリウマチ疾患が合併したものと，線維筋痛症単独のものがあるが，線維筋痛症の症状，病態に差は認められない。関節リウマチと合併した場合，関節リウマチの治療により滑膜炎が軽快後も線維筋痛症の疼痛は残ることがあり，その疼痛を関節リウマチのためと考え治療すると過剰な加療となるので注意を要す。

表38　線維筋痛症の分類基準

1. 広範囲にわたる疼痛の病歴があること。
　　疼痛が次に示す部位すべてに認められる場合に，「広範囲」とみなす。左半身にみられる疼痛，右半身にみられる疼痛，上半身にみられる疼痛，および下半身にみられる疼痛。さらに，体軸骨格の疼痛（頸椎，前胸部，胸椎，あるいは腰部）が認められる場合。本定義では，肩および臀部痛は，罹患部位の側の疼痛とみなす。「腰部」痛は，下半身の疼痛とみなす。

2. 指を用いた触診により，18ヵ所の圧痛点のうち11ヵ所に疼痛を認めること。＊
　　指を用いた触診により，以下の圧痛点18ヵ所中11ヵ所以上に疼痛が確認できること。

後頭部	両側性，	後頭下筋付着部
頸椎下方部	両側性，	C5〜C7の横突間腔の前面
僧帽筋	両側性，	上縁中央部
棘上筋	両側性，	内側縁付近の肩甲殻上の起始部
第二肋骨	両側性，	第二肋軟骨接合部，外表面側の接合部外側
肘外側上顆	両側性，	上顆から2 cm遠位
臀部	両側性，	臀部上外側の四分円で筋肉の前方部
大転子	両側性，	大転子隆起部の後方
膝	両側性，	関節裂隙の近位で内側脂肪堆積部

分類上，この両基準を満たしていれば，線維筋痛症と判断する。広範囲にわたる疼痛が3ヵ月以上持続しなければならない。他の疾患が認められても，線維筋痛症の診断は可能である。

＊指を用いた触診は約4kgの圧力で実施すること。ある圧痛点で「陽性」と判断する場合，被験者がその圧痛点での触診に対して「疼痛」を訴える必要がある。「圧痛」は「疼痛」とはみなさない。

Wolfe F, Smythe HA, Yunus MB. et al.：The American College of Rheumatology 1990, criteria for the classification of fibromyalgia, Report of The multi center criteria committee. Arthritis Rheum 33：160-172, 1990.

治　療

　まず疾患の説明をし，不安・誤解を解消する患者教育が重要であるが，一般に運動療法（ストレッチ体操やエアロビクス），睡眠薬による睡眠コントロール，抗うつ薬（三環系）の少量眠前投与などが有効とされる．NSAIDs，ステロイド薬は無効のことが多いが，まずアセトアミノフェンを試し，効果のない場合はNSAIDsを用いてみる．ステロイドは局注が有効であるとの報告もあるが，経口薬による全身投与は無効なことが多いだけでなく依存的になり一般に用いない．線維筋痛症は生命にかかわる病気ではなく，身体障害者になることも少ないが，2年以内に寛解する症例は25％と低く，その症状は治療に反応し軽減しても完全にはなくならず慢性化することが多い．また，線維筋痛症はその50～70％にうつの既往をもち，線維筋痛症の診断時患者の33％はうつを持つとされる．よってうつ症状を認める場合，抗うつ薬（SSRI, SNRI, 三環系の抗うつ薬など）の投与を試す必要がある．

経過

　治療として当初アセトアミノフェン，次いでNSAIDsを投与するも，明らかな効果は認められなかった．患者に疾患について十分説明したうえで，睡眠のコントロール，ストレッチ等の運動指導を行った．しかしながら，一時的な症状軽快は認められたものの，その後も増悪と軽快を繰り返している．

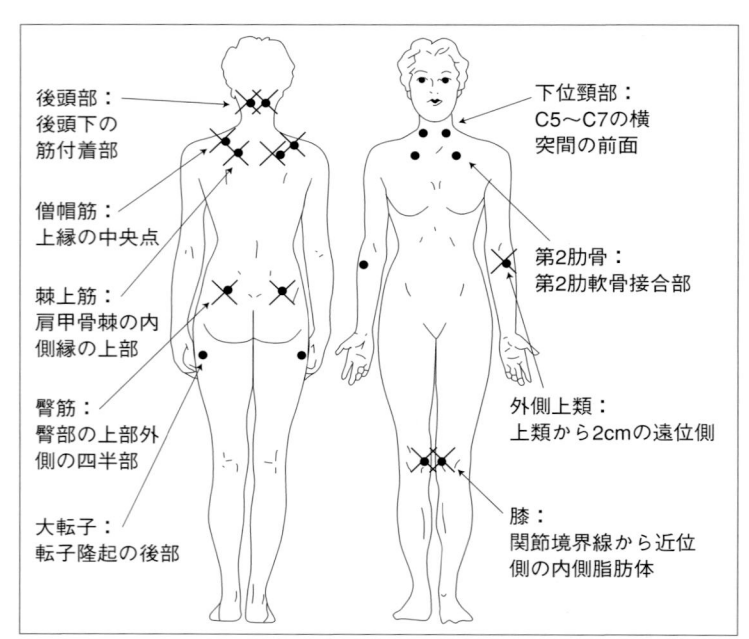

図20　線維性筋痛における特異的圧痛点の位置
✕：圧痛を認めた部位（本症例より）
1990年　ACR線維筋痛症分類基準より

後頭部：後頭下の筋付着部
僧帽筋：上縁の中央点
棘上筋：肩甲骨棘の内側縁の上部
臀筋：臀部の上部外側の四半部
大転子：転子隆起の後部
下位頸部：C5～C7の横突間の前面
第2肋骨：第2肋軟骨接合部
外側上顆：上顆から2cmの遠位側
膝：関節境界線から近位側の内側脂肪体

（山中　健次郎）

CASE 11　SLE-1
systemic lupus erythematosus-1
全身性エリテマトーデス-1
―発熱，関節痛，皮疹，浮腫で発症―

●本症例の特徴
SLE初発症状では発熱，関節痛，皮疹，浮腫の頻度が高い
本症例はそれらの症状で発症した典型的SLEであり，診断は容易であった
治療により症状，検査結果も順調に改善をみた症例

●症例：33歳　女性
主訴：発熱，顔面紅斑，多関節痛
現病歴：2001年10月全身の蕁麻疹様皮疹が出現するも2週程度で自然に消退。11月より倦怠感と起床時に全身の関節の痛みが出現。当初は2～3日（約2ヵ月に1度の周期）続いた後に軽快をみたが，徐々に頻回となり連日となった。2002年7月16日会社の診療所を受診し，膠原病を疑われ7月19日当科紹介される。初診時，発熱はないが，両頬部に紅斑を認める。対称性にほぼ全身の関節に関節痛を訴えたが腫脹は認めなかった。顔面紅斑，血液検査で抗核抗体陽性，抗dsDNA抗体陽性，白血球・リンパ球数の減少を認め，7月26日より38℃を超える発熱も加わったため29日入院となった。
既往歴：特記すべきことなし
家族歴：特記すべきことなし
アレルギー歴：特になし

●入院時現症
身長：152.1 cm　**体重**：43.8 kg
血圧：102/62 mmHg　**脈拍**：90/分・整　**体温**：38.3℃

意識清明　眼球・眼瞼結膜：貧血なし，黄疸なし，充血なし
表在リンパ節：両頸部に直径20 mm程度のリンパ節各1個触知，軽度圧痛あり
口腔粘膜：潰瘍なし
血管雑音：聴取せず
胸部：呼吸音正常，心雑音聴取せず
腹部：平坦，軟，腸蠕動音正常，圧痛なし
四肢：手指の腫脹認める，その他浮腫は認めず
筋肉：筋肉痛なし
関節：全身の関節痛認めるも腫脹は認めず，圧痛は認めた
神経学的所見：MMT full（疼痛軽減時）
皮膚：両頬部に顔面紅斑を認める，前額部に脱毛を認める
その他：日光過敏認める，レイノー現象なし，口腔・眼の乾燥感なし

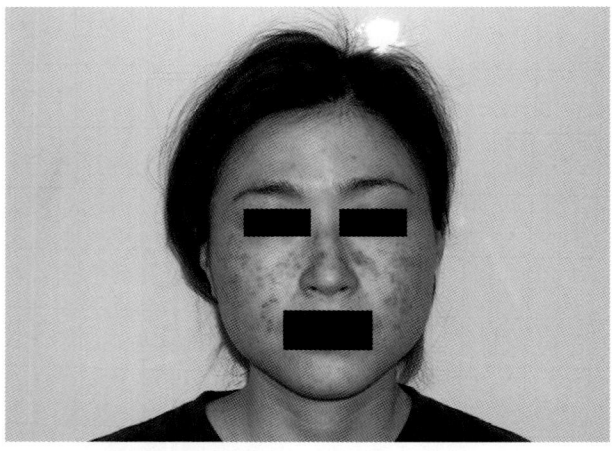

写真19　蝶形紅斑（巻頭カラー参照）

検査所見

Urinalysis

protein	(−)
sugar	(−)
O.B.	(−)
sediments	
WBC	5–9/H
RBC	0–1/H
Hyaline cast	5–9/W

Stool   O.B.   (−)

CBC

WBC	3,170/μl
Neu	2,340/ul 73.6%
Eos	10/ul 0.3%
Baso	6/ul 0.2%
Mono	139/ul 4.4%
Lymp	678/ul 21.4%
RBC	395×10⁴/μl
Hb	12.4 g/dl
Ht	37.1%
Plt	17.6×10⁴/μl
ESR	66 mm/hr

Chemistry

T–Bil	0.3 mg/dl
TP	7.4 g/dl
Alb	3.4 g/dl
GOT	36 IU/l
GPT	35 IU/l
LDH	437 IU/l
ALP	108 IU/l
γ–GTP	14 IU/l
BUN	12.2 mg/dl
Cr	0.52 mg/dl
Na	135 mEq/l
K	4.5 mEq/l
Cl	102 mEq/l

Coagulation

APTT	36.5 sec
PT	90%

Serology

CRP	0.6 mg/dl
MMP-3	21.5 ng/ml
STS	(−)
ASO	125 U/l
IgG	2,371 mg/dl
IgA	472 mg/dl
IgM	212 mg/dl
CH50	19.4
C3	73 mg/dl
C4	12 mg/dl
RF	0 U/l
ANA	>1,280× (H&S)
Anti-DNA ab	180 U/ml (RIA)
Anti-RNP ab	(−)
Anti-Sm-A ab	(−)
Anti-SS-A ab	1×
Anti-SS-B ab	(−)
LAC (dRVVT)	1.17 (−)
IC (C1q)	9.9 μg/ml
IC (C3d)	28.3 μg/ml
LE test	(＋)
24hCcr	78.2 ml/min

ECG：異常なし   腹部エコー：異常所見なし   眼底所見：異常なし
胸・腹部X線：異常なし   心エコー：異常所見なし

診 断

　全身性エリテマトーデス（systemic lupus erythematosus；SLE）の診断は，1982年アメリカリウマチ学会改訂診断（分類）基準（表39）をもとに1997年に一部改訂された分類基準を用いる．本症例は，蝶形紅斑，日光過敏，関節炎，血液異常（白血球，リンパ球の減少），免疫異常（抗dsDNA抗体），抗核抗体陽性と11項目中6項目陽性であり全身性エリテマトーデスと診断された．そのほかにも脱毛，免疫複合体陽性，低補体価などの全身性エリテマトーデスの特徴的所見もみられた．

表39　1982年改訂全身性エリテマトーデス分類基準（1997年改訂）

1.	顔面紅斑	頬骨隆起部の，扁平あるいは隆起性の持続性紅斑．鼻唇皺襞は出現しないことが多い．
2.	円板状皮疹	癒着性角質性鱗屑および毛嚢角栓を伴う隆起性紅斑，萎縮性瘢痕を認めることあり．
3.	光線過敏症	患者の既往歴あるいは医師の観察による日光曝露に対する異常反応としての皮疹．
4.	口腔潰瘍	医師の観察による，通常痛みを伴わない口腔あるいは鼻咽頭潰瘍．
5.	関節炎	2ヵ所以上の末梢関節の，圧痛，腫脹あるいは関節液貯留を示す骨破壊を伴わない関節炎．
6.	漿膜炎	a．胸膜炎：胸膜痛の確実な既往歴，あるいは医師による摩擦音の聴取，あるいは胸水の証明． b．心膜炎：心電図あるいは摩擦音により確認されたもの，あるいは心膜液の証明．
7.	腎障害	a．1日0.5g以上の持続性蛋白尿：定量がなされていない場合，3+以上の持続性蛋白尿． b．細胞性円柱：赤血球，ヘモグロビン性，顆粒性，尿細管性，あるいは混合性でもよい．
8.	神経障害	a．痙攣発作． b．精神病． （薬剤，あるいは尿毒症，ケトアシドース，電解質異常などの代謝異常によるものでないこと）
9.	血液異常	a．溶血性貧血：網状赤血球増加症を伴う． b．白血球減少症：2回以上に4000 /mm^{3}以下． c．リンパ球減少症：2回以上にわたり1500 /mm^{3}以下． d．血小板減少症：10万 /mm^{3}以下，原因薬剤のないこと．
10.	免疫異常	a．抗2本鎖DNA抗体の異常高値． b．抗Sm抗体陽性． c．1）IgGあるいはIgMカルジオライピン抗体陽性． 　　2）標準的検査方法を用いたループス抗凝固因子陽性． 　　3）血清梅毒反応の生物学的偽陽性．少なくとも6ヵ月間陽性で，梅毒トレパネーマ運動抑制試験（TPI）あるいは梅毒トレパネーマ蛍光抗体吸収試験（FTA-ABS）で確認されたもの．
11.	抗核抗体	免疫蛍光法あるいはそれに相当する方法による抗核抗体の異常高値，経過中のいかなる時点でもよい，ループス症候群を誘発しうる薬剤は投与されていないこと．

項目6-10はそれぞれの小項目1つ以上認めれば陽性とする．観察期間中に，同時あるいはときをへだてても，上記11項目中4つ以上が存在すれば，全身性エリテマトーデスといってよい．1982年改訂SLE分類基準のLE細胞陽性が削除され，あらたに項目10-c-1）と2）が追加された．

Tan EM, et al : The 1982 vevisedcriteria for the classification of systemic lupus erythematosus. Arthritis rheum 25 : 1271, 1982より引用．
Hochberg MC : Updating the American College of Rheumatology revised criteria for the classification of systemic lupus erythematosus. Arthritis Rheum 40 : 1725（letter），1999により再改変．

この改訂基準の以前にはアメリカリウマチ学会の全身性エリテマトーデス分類予備基準（1971年）が広く用いられていた。1982年の改訂後，旧基準に含まれていたレイノー現象，脱毛が削除され，蛋白尿の設定を1日0.5g以上と緩やかにしたうえに，ANA，抗dsDNA抗体および抗Sm抗体などの血清学的所見が加えられた。これにより，感度と特異性が向上した。さらに1997年にはLE細胞陽性が削除され，梅毒血清反応偽陽性（BFP）が抗カルジオリピンIgGまたはIgM抗体，ループス抗凝固因子，およびBFPのいずれかが陽性に改変された。

　診断基準の運用には的確に各要素を評価する必要がある。蝶形紅斑は隆起があるのが特徴で，それを欠く薬剤アレルギーなどの紅斑とは異なる。また，関節炎は関節の痛みだけではなく圧痛，腫脹さらに関節液の貯溜などが明らかに存在してなければならない。血液検査では白血球減少，血小板減少，リンパ球減少，溶血性貧血の有無が問題となるが，1度のみではなく2回以上確認されていなければ基準を満たさないことに留意する。また，この基準でも全身性エリテマトーデスが含まれない場合や，逆にシェーグレン症候群の一部など全身性エリテマトーデス以外の患者が含まれることがある。本来，このような公的基準は研究のための分類基準として設定されており，個々の症例の診断に用いることは本来奨励されていない。この点に留意して診療に当たることが重要である。

全身性エリテマトーデスの概念

　全身性エリテマトーデスは膠原病の中の代表的疾患で，若い女性に好発し，再発・寛解を繰り返す全身性の慢性炎症性疾患である。多くの臓器が障害され臨床像は多彩であり，また多種類の自己抗体が検出されることも特徴である。重要な症状の一つである中枢神経症状は，他の全身性エリテマトーデスの疾患活動性の指標と平行しないで出現したり悪化したりすることがあり注意が必要である。また，全身性エリテマトーデスには抗リン脂質抗体症候群を合併する場合がある。前述の改定基準に含まれる症状は，あくまでも診断するために特異性が高い症状所見であるが，表40におもな全身性エリテマトーデス臨床所見を示す。

全身性エリテマトーデスの皮疹

　全身性エリテマトーデスの皮膚所見は，全身性エリテマトーデスの分類のための11項目の判定基準のうち顔面紅斑，円盤状紅斑病変，日光過敏症，および口あるいは鼻咽頭潰瘍の4項目を含み，患者の約80％で認められる。全身性エリテマトーデスは膠原病の中でももっとも多彩な病像を呈すが，皮膚病変も多彩であり，診断においてとても重要である。全身性エリテマトーデスに特異的な皮膚病変は急性皮膚エリテマトーデス（ACLE），円盤状紅斑（DLE），亜急性皮膚エリテマトーデス（SCLE）と大きく分類される。おのおのの特徴を表42に示す。

急性皮膚エリテマトーデス（ACLE）

　古典的蝶形紅斑は全身性エリテマトーデス患者の40％以下で認められる。通常鼻および頬にまたがる紅斑としてはじまり，鼻唇皺襞には出現しないことが多い（皮膚筋炎と区別される）。皮疹は太

表40 全身性エリテマトーデスの臨床所見出現頻度（％）

皮膚粘膜症状		精神・神経症状		検査所見	
蝶形紅斑	73.9	精神症状	24.1	赤沈亢進	98.3
脱毛	57.1	痙攣発作	9.3	溶血性貧血	10.3
レイノー現象	50.7	脳波異常	38.8	白血球減少	65.5
日光過敏症	42.9	CT異常	44.3	血小板減少	18.1
円板状狼瘡	15.3	末梢神経障害	7.6	高γグロブリン血症	67.5
口腔内潰瘍	15.0	心・肺症状		リウマトイド因子	35.8
網状皮斑	10.5	心外膜炎	7.8	直接クームス陽性	26.4
関節・筋症状		心筋炎	2.2	血清低補体価	83.3
関節痛（炎）	90.1	心電図異常	42.8	血清梅毒反応疑陽性	14.5
無菌性骨壊死	10.5	胸膜炎	11.7	抗核抗体	94.3
筋肉痛（炎）	28.1	間質性肺炎	25.6	抗DNA抗体	89.0
腎症状		肺拡散障害	25.5	抗Sm抗体	23.0
蛋白尿（3.5 g/day以下）	38.4	肺拘束性障害	11.7	抗U1 RNP抗体	38.0
蛋白尿（3.5 g/day以上）	35.7	ループス肺臓炎	5.8	抗SS-A抗体	46.0
赤血球尿	96.9	消化器症状		抗SS-B抗体	9.0
尿円柱	76.9	肝腫大	15.1	抗Ki抗体	18.3
BUN上昇	56.9	急性腹症	5.0	抗PCNA抗体	3.0
クレアチニン増加	54.7	腹膜炎	0.5		
		リンパ節腫脹	35.0		

表41 全身性エリテマトーデスの初発症状

症状	％
発熱	25.4
関節痛	22.4
皮疹	14.9
浮腫	13.4
レイノー現象	9.0
息切れ	6.0
胸痛	4.5
腹痛	3.0
全身倦怠感	3.0
その他（筋痛，蛋白尿等）	10.4

（表37，38 順天堂大学症例）

表42 SLE紅斑の分類

病態	ACLE	SCLE	CCLE
臨床的皮膚所見			
硬化			+++
瘢痕化			+++
色素沈着	+	++	+++
角化	+	++	+++
Lupus band test			
病変部	++	++	+++
非病変部	++	+	
血液検査			
抗核抗体陽性	+++	++	+
抗SS-A抗体	+	+++	
抗dsDNA抗体	+++	+	
低補体血症	+++		+
SLE発症の危険性	+++	++	+
SLE疾患活動性との関連	+++	++	+

+++；強く関連，　++；中等度に関連，　+；弱く関連
Dubois' Lupus Erythematosus, 5th ed. pp582. 1997より改変．

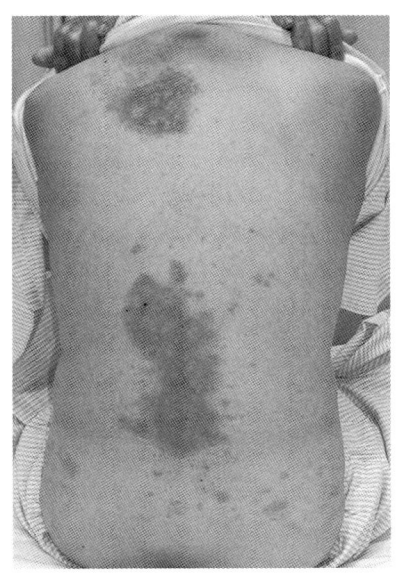

写真20　亜急性皮膚エリテマトーデス（SCLE）

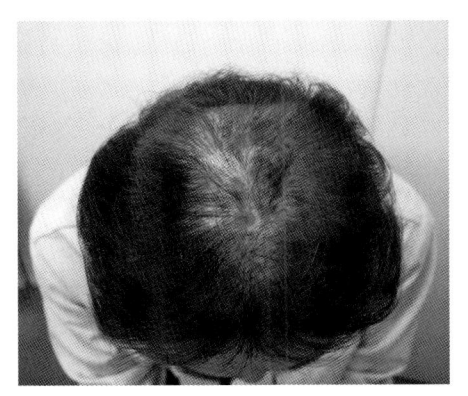

写真21　円盤状紅斑（DLE）

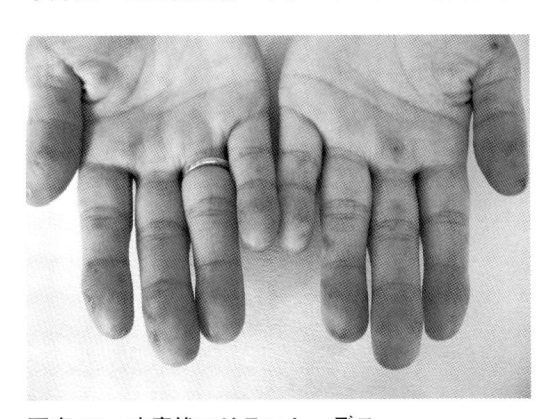

写真22　凍瘡状エリテマトーデス

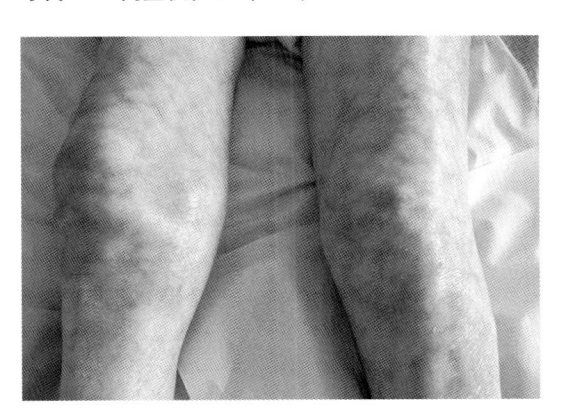

写真23　網状皮斑（写真20～23巻頭カラー参照）

陽露光や，疾患活動性亢進に伴い出現または増悪することがあり，存続すると皮膚の萎縮，毛細血管拡張，および瘢痕化がおこる（**写真19**）。

亜急性皮膚エリテマトーデス（SCLE）

　瘢痕形成のない日光過敏性の鱗屑を伴う丘疹で，環状—多環状のパターンを呈す。環状の多環式のタイプでは，鱗屑を伴う紅斑が軽度の色素脱失と毛細血管拡張を示す中央部を囲む。分布は必ずしも太陽光にさらされた部位に限らず，頸部，上腕伸側，体幹などに好発する（**写真20**）。これらの患者は高率に抗SS-A抗体を持ち，一般に全身性疾患としては穏やかな傾向がある（反対意見もあり）。まれにCaチャンネル阻害薬やサイアザイド利尿薬に誘発されることもあり注意を要す。

円盤状紅斑（DLE）・慢性皮膚エリテマトーデス（CCLE）

　円盤状紅斑は全身性エリテマトーデス患者の約20％～30％で認められる。円盤状紅斑の特有の病変は，赤色から紫色の境界明瞭な鱗屑を伴う皮疹で，中心部は萎縮，毛細血管拡張を認め，色素の脱失あるいは沈着の部分を認める（**写真21**）。また，毛嚢濾胞角質化による閉塞により，病変部に小さな突出が認められることがある。病変部はこれらの所見が混在し，非対称で，通常頬部，耳，および頭皮で認める。円盤状紅斑病変は通常瘢痕として残り，ごくまれに皮膚癌が発生することがある。円盤状紅斑患者より全身性エリテマトーデスに移行するのは10％以下であるが，首より上でのみ認められる患者では全身性エリテマトーデスに進展する危険性が増す。

日光過敏

　全身性エリテマトーデス患者の70％に日光（紫外線）に対する過剰な皮膚の反応を認める。日光はしばしば急性皮膚エリテマトーデス，亜急性皮膚エリテマトーデス，円盤状紅斑の皮疹を誘発する。1番問題となるのは，日焼け後の紅斑を作る紫外線B（UVB）：波長280～320の nm であるが，紫外線A（UVA）：波長320～400の nm も亜急性皮膚エリテマトーデスの病変形成に関与する。日光曝露が全身性疾患の活動性亢進を誘発することがあり注意が必要である。日光過敏はさまざまな薬剤によっても誘発され，投薬状況を知ることも大切である。

口腔または鼻咽頭潰瘍

　全身性エリテマトーデスにおいては繰り返し認めることが特徴で，重要である。通常潰瘍は浅く，赤い辺縁を持ち白～灰色を呈す。全身性エリテマトーデスの口腔潰瘍は無痛性が特徴とされるが，有痛性のものも認める。

脱毛

　一般的全身性エリテマトーデスの脱毛はびまん性あるいはまだら状で可逆的である。この脱毛は全身性エリテマトーデスの疾患活動性の亢進に伴い出現することがある。また，前頭部の生え際が後退したり，傷ついた髪（細い茶色がかった髪）を認める。また，頭皮に円盤状紅斑病変がおこり瘢痕形成後脱毛を残すことがある（**写真21**）。

凍瘡状エリテマトーデス（chilblain lupus erythematosus）

　慢性皮膚エリテマトーデスの一種と考えられる凍瘡（chilblain）と似た皮膚病変で，手指，つま先，踵，鼻先などの，寒冷曝露を受けやすい部分に赤から赤紫色の小硬化性結節として発現する（**写真22**）。

脈管炎

　動脈炎が手指および足趾の局所に壊疽をおこすこともある。また，有痛性の潰瘍が前腕，手，指，下腿に形成されることもある。網状皮斑（livedo reticuralis）は通常下肢に認められる持続的な紫色，網状の皮膚の変色で，深部脈管のうっ滞により毛細血管および細静脈が拡張するために生じる（**写真**

23)。この皮疹は抗リン脂質抗体症候群にて好発する。白血球破砕性血管炎（leukocytoclastic vasculitis）が原因の触知可能な紫斑を認めることもある。

レイノー現象
全身性エリテマトーデスにおいても30％の症例で認められる。

爪の病変
一般に強皮症，皮膚筋炎で生じるが全身性エリテマトーデスでも爪周囲炎，爪郭（nailfold）の毛細血管拡張，爪床の梗塞が認められる。

その他の皮疹
ときに蕁麻疹様皮疹を認めることがある。深在性ループス（lupus profounds）は皮下脂肪における血管炎で，一般に固い結節として額，頬，尻，および上腕部などで認められる。ときに炎症が強いとその上の皮膚に紅斑や潰瘍が生じる。治癒に伴い萎縮性の瘢痕として残る。

ループスバンドテスト（LBT）
皮膚の真皮─表皮接合部の免疫グロブリンおよび補体の沈着を直接免疫蛍光法で証明するテストである。およそ90％の全身性エリテマトーデスの患者において皮膚病変部にループスバンドテスト陽性の結果が得られる。皮膚症状を認めない全身性エリテマトーデス患者では，日光曝露の状況で変わり，日光に曝露されている部分では，その80％においてループスバンドテストが陽性となる。また，全身症状を伴わない円盤状紅斑患者では通常ループスバンドテスト陰性を示す。

治　療

　皮疹，抗核抗体，抗dsDNA抗体，LEテスト陽性，関節炎，白血球およびリンパ球の減少より全身性エリテマトーデスと診断。症状および諸検査にて感染症否定的であり，7月31日より3日間メチルプレドニゾロン 500 *mg/day* によるセミパルス療法，後療法としてプレドニゾロン 40 *mg/day* を行った。発熱は開始翌日には消失し，関節痛も投与3日目には消失した。皮疹も徐々に軽快しプレドニゾロン 30 *mg/day* まで減量後9月14日退院となった。退院時検査所見では抗DNA抗体 22 *IU/ml* まで減少し，補体価も 25.2 まで上昇をみた。

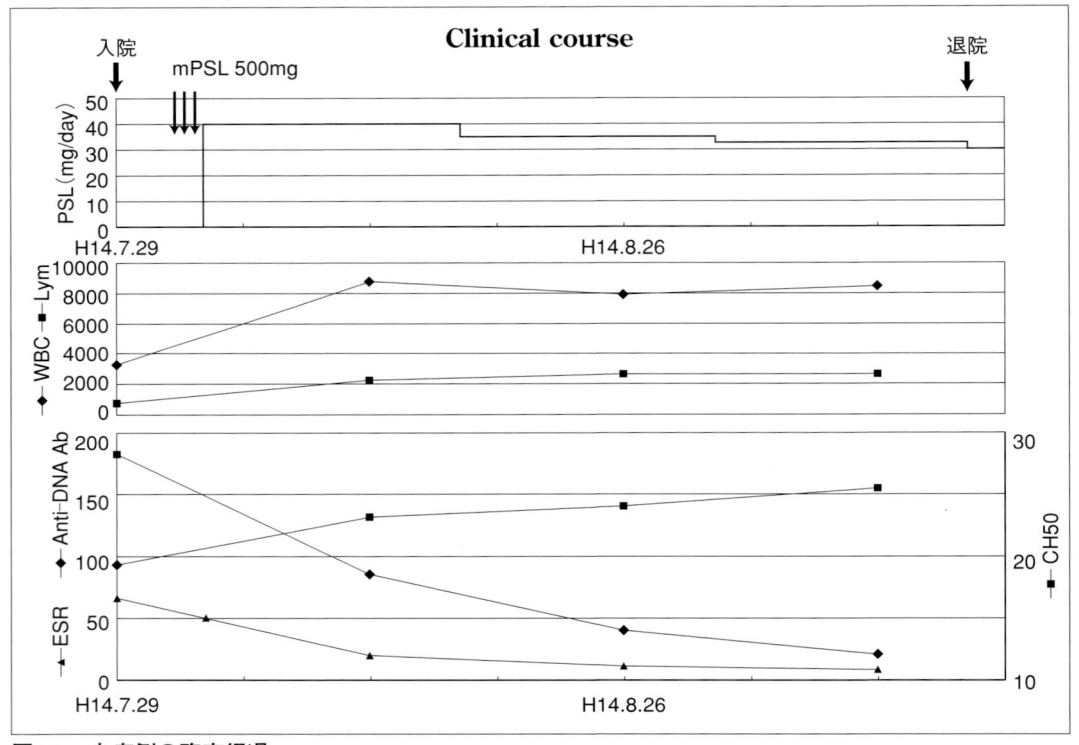

図21　本症例の臨床経過

（山中　健次郎）

CASE 12 SLE-2
systemic lupus erythematosus-2
全身性エリテマトーデス-2
―ループス腎炎―

● 本症例の特徴
皮疹で発症した SLE の患者
SLE の活動性の上昇に伴い，抗 dsDNA 抗体上昇，補体の低下，血中免疫複合体形成をみて，ループス腎炎を発症した症例

● 症例：20 歳　女性
主訴：発熱，多関節痛
現病歴：1996 年 6 月 39.5℃の発熱，顔面紅斑出現し，近医の皮膚科を受診。検査結果にて白血球減少，抗核抗体陽性，抗 DNA 抗体陽性であり，SLE との診断よりプレドニゾロン 10 mg/day 投与開始される。解熱傾向を認めたため，プレドニゾロンは漸減され約 1 ヵ月投与後中止される。その後，NSAIDs にて経過観察されていたが，37℃前後の微熱は続いていた。1998 年 3 月 4 日より再び 38℃台の発熱が出現し，多関節痛も加わり，検査結果にて，ANA1,280 倍（H&S），抗 DNA 抗体上昇，補体の低下，蛋白尿認めたため SLE 活動性上昇と考えられ 3 月 30 日当院紹介入院となった。
既往歴：1996 年 10 月　帯状疱疹
家族歴：特記すべきことなし
アレルギー歴：特になし

● 入院時現症
身長：153.5 cm，　体重：58.9 kg，　体温：37.0℃
血圧：114/54 mmHg，　脈拍：84/分・整
意識清明
眼球・眼瞼結膜：貧血なし，黄疸なし，充血なし

表在リンパ節：腫脹認めず
口腔粘膜：アフタ性口内炎認める　血管雑音：聴取せず
胸部：心音・呼吸音正常，心雑音聴取せず　腹部：平坦，軟，腸蠕動音正常，圧痛なし
四肢：浮腫は認めず　筋肉：筋力低下・筋肉痛なし
関節：両手・手指・両膝関節痛を認めるも腫脹認めず，両手関節には圧痛を認める
神経学的所見：異常認めず
皮膚：顔面に蝶形紅斑認める
　　　日光過敏なし，レイノー現象なし
　　　口腔・眼の乾燥感なし，脱毛なし

検査所見

Urinalysis
protein	(＋)	53 mg/dl
sugar	(－)	
O.B.	(＋)	
sediments		
WBC		20–29/H
RBC		100–/H
G. cast		30–49/W
RBC. Cast		1–4/W
便潜血	(－)	

CBC
WBC	2,690/μl
Neu	80.5%
Lym	15.1%
Eos	2.5%
Baso	0.2%
Mono	1.6%
RBC	268×10⁴/μl
Hb	7.8 g/dl
Ht	23.7%
Plt	13.6×10⁴/μl
Ret	13.6‰
赤沈	139 mm/Hr

Coagulation
APTT	27 sec
PT	117%

Chemistry
TP	6.8 g/dl
Alb	3.2 g/dl
GOT	50 IU/l
GPT	41 U/l
LDH	407 IU/l
ALP	142 IU/l
γ-GTP	13 IU/l
CPK	27 IU/l
BUN	8.6 mg/dl
Cre	0.77 mg/dl
Na	146 mEq/l
K	4.3 mEq/l
Cl	100 mEq/l
フェリチン	120 ng/ml

Serology
CRP	1.2 mg/dl
STS	(－)
ASO	58 U/l
IgG	1,749 mg/dl
IgA	247 mg/dl
IgM	86 mg/dl
CH50	＜12.0
C3	31 mg/dl
C4	4 mg/dl
RF	0 U/l
IgG-RF	1.7
LE test	(－)
ANA	1,280× (H&S)
抗DNA抗体	＞90 IU/ml (RIA)
anti-RNP ab	(－)
anti-Sm ab	(－)
anti-SS-A ab	(－)
anti-SS-B ab	(－)
Cooms D.	(－)
Cooms I.	(－)
抗リンパ球抗体	(＋)
PA IgG	72.0 ng/10⁷ cells
IC (C1q)	8.0 μg/ml
24hCcr	87.7 ml/min

胸部X線：異常所見なし　　EKG：W.N.L.　　心臓エコー：生理的範囲内の心外膜液を認める。
腹部X線：異常所見なし　　腹部エコー：軽度脾腫 (11.9×3.6 cm)

診　断

　顔面紅斑，口腔内潰瘍，関節炎，抗核抗体陽性，腎障害（持続的蛋白尿，細胞性円柱），免疫異常（抗dsDNA抗体陽性），血液異常（白血球・リンパ球減少）が認められ，1987年アメリカリウマチ学会の全身性エリテマトーデス分類基準11項目中7項目陽性より全身性エリテマトーデスと診断した。

腎症について

　持続的蛋白尿，顆粒・赤血球円柱を認めることより，糸球体病変を強く疑い，全身性エリテマトーデスの診断も確定していることより，ループス腎炎と考えた。可能であればここで腎生検を施行し，糸球体腎炎の病理的診断を行い，WHOのループス腎炎の分類（**表43**）を行う。本症例では患者本人の希望もあり施行しなかった。そのような場合，腎症状，抗dsDNA抗体，補体価より腎組織所見の推定を行い，診療・治療に役立てる。参考に腎症状よりみた腎組織所見の推定の仕方（**表44**）を示す。本症例は，持続的蛋白尿，血尿を認め腎機能正常であり，抗DNA抗体高値，補体の低下を認め，WHO-Ⅲ型あるいはWHO-Ⅳ型の糸球体腎炎を考えた。

ループス腎炎の分類

　ループス腎炎の組織分類は，これまで何度か改訂されたWHO分類が（最終1995年）汎用される。しかし，2003年 International Society of Nehrology / Renal Pathology Society（ISN／RPS）により改訂分類が行われ，分類の定義がさらに明確となった。
　この分類は，今後治療選択や予後の予見の指標となると考えられる。

抗DNA抗体

　抗DNA抗体は現在一般に，RIA法，ELISA法により検出され，その種類には，①二重らせんを認識し二本鎖DNAにのみ反応する抗dsDNA抗体，②糖—リン酸主鎖を認識し二本鎖のみならず一本鎖DNAにも反応する抗ds/ssDNA抗体（一般に抗dsDNA抗体と呼ばれている），③塩基または塩基配列を認識し一本鎖DNAと反応する抗ssDNA抗体がある。**表45**に抗DNA抗体の種類と特徴を示した。なお，RIA法にて検出されるのは，おもに抗dsDNA抗体と考えられる。

経過

　本症例は，ループス腎炎を認め，その病理像はWHO-Ⅲ型あるいはWHO-Ⅳ型の糸球体腎炎を考えた。初回の治療ということもあり，十分な治療が必要と考え，プレドニゾロン50 *mg/day*から開始した。治療後蛋白尿はすみやかに消失，尿沈渣所見も改善した。検査所見においても抗DNA抗体の低下，補体の正常化，免疫複合体の減少をみ，血液異常も改善をみた。しかし経過中，帯状疱疹を合

表43 WHOループス腎炎の分類と臨床所見の関連

WHO分類	I型	II型	III型	IV型	V型	VI型
	正常 normal	メサンギウム病変 Mesangial GN. a)メサンギウムの拡張,軽度細胞増加 b)中等度細胞増加	巣状分節状糸球体腎炎 Focal segmental GN. IIIa:活動性,壊死性病変 IIIb:活動性硬化性病変 IIIc:硬化性病変	びまん性糸球体腎炎 Diffuse GN. IVa:分節状病変を欠く IVb:活動性,壊死性病変 IVc:活動性および硬化性病変 IVd:硬化性病変	びまん性膜性糸球体腎炎 Diffuse membranous GN. Va:純粋な膜性糸球体腎炎 Vb:II型病変(aまたはb)を伴う Vc:III型病変(IIIa-c)を伴う Vd:IV型病変(IVa-d)を伴う	進行した硬化性糸球体腎炎 Advanced sclerosing GN.
尿所見		正常ないし軽度蛋白尿,軽度血尿	蛋白尿,軽度血尿	中等度の蛋白尿からネフローゼ症候群,血尿,細胞性円柱	中等度以上の蛋白尿からネフローゼ症候群.血尿,細胞性円柱	
腎機能		腎不全はまれ	正常ないし軽度障害	腎不全移行が多い	正常ないし軽度障害	慢性腎不全となる
抗DNA抗体上昇	なし		多い	著明	少ない	
補体低下	なし		多い	著明	少ない	
移行		IV型	IV型(10-30%)	II型	まれにIV型	
予後				悪い (5生率:50-70%)		
治療(PSL投与量目安)		少量	中等量	大量,難治性例:免疫抑制剤,ステロイドパルス療法	中等量	中等量

表44 腎症状よりみた腎組織所見の推定

1) 尿蛋白陰性例の腎組織は正常か,WHO-II型を認める。
2) 軽度の蛋白尿が出没し,軽度の血尿を伴う場合は,WHO-II型の可能性が高い。腎機能は正常である。
3) 持続性蛋白尿,軽度の血尿を認め,腎機能正常ないし軽度の障害の場合はWHO-III型あるいはWHO-IV型を考える。抗dsDNA抗体値上昇,低補体値を認めることが多い。
4) 大量の蛋白尿(とくにネフローゼ症候群),血尿,細胞性円柱,血清クレアチニンの上昇があれば,WHO-IV型と判断することができる。
   さらに著明な低補体血症,抗dsDNA抗体高値を呈することが多く,高血圧症を伴うことが少なくない。
5) 大量の蛋白尿,とくにネフローゼ症候群で,血清クレアチニンが正常の場合は,
   WHO-V型あるいはIV型のことが多い。
   V型では血尿,円柱尿はIV型より軽度で,高血圧症も少ない.
   血清補体値(C3値など)の低下,抗DNA抗体値上昇も軽度のことが多い。

SLEの病態別治療指針,厚生省特定疾患自己免疫疾患調査研究班,1991年より

表45 抗DNA抗体の特徴

	抗dsDNA抗体	抗ds/ssDNA抗体	抗ssDNA抗体
反応するDNA	2本鎖	2本鎖，1本鎖	1本鎖
認識部位	2重らせん	糖-リン酸主鎖	塩基または塩基配列
SLE疾患特異性	特異的、しかしまれ	特異的	非特異的
SLE活動性との関連		相関（特にIgGクラス）	活動期，緩解期，再燃時にも出現

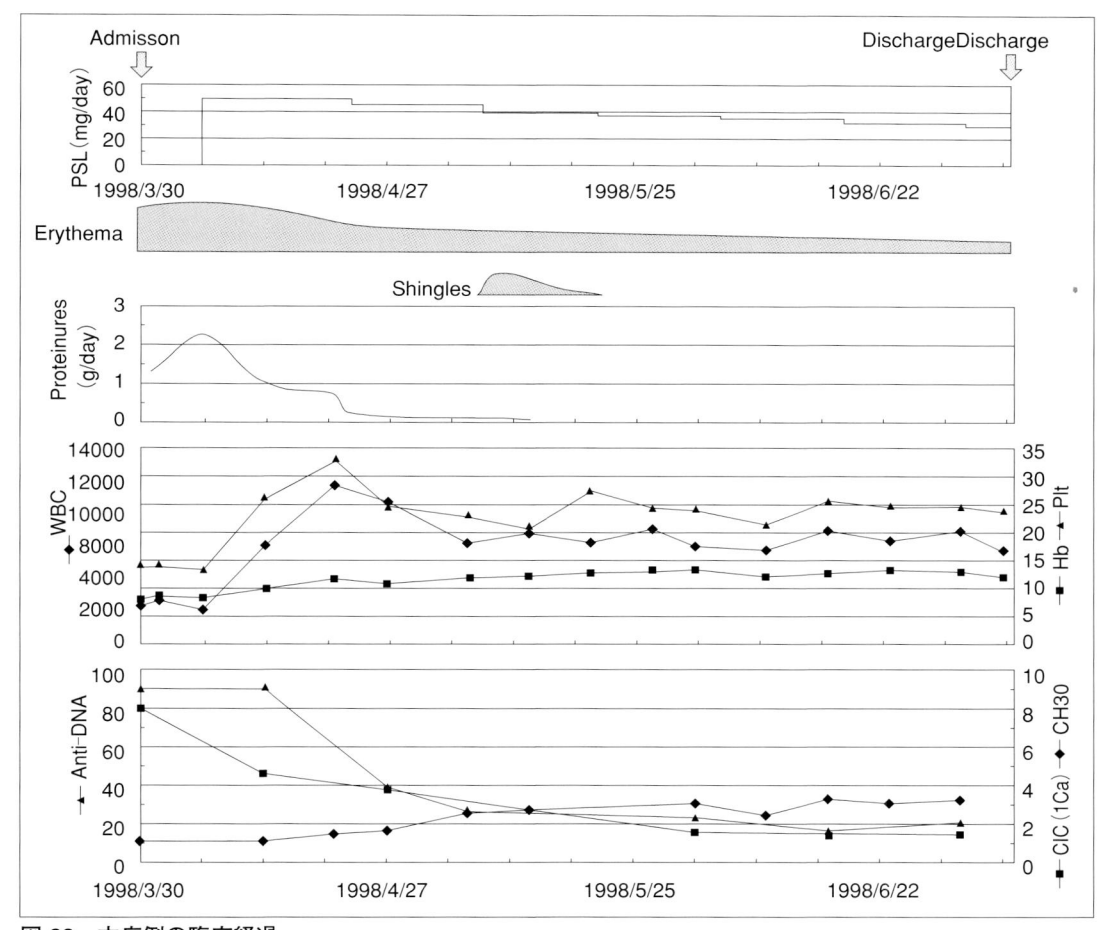

図22 本症例の臨床経過

併し，ゾビラックスによる治療で軽快をみた。この患者は1996年にも帯状疱疹を発症していて，短期間に2度の発症をみている。ステロイドあるいは免疫抑制薬投与中にはよく経験されることであり，注意深い観察が必要である。

（山中　健次郎）

CASE 13 SLE-3
systemic lupus erythematosus-3
全身性エリテマトーデス-3
―CNSループス―

●本症例の特徴
CNSループス症例では，抗DNA抗体の上昇，補体の低下，血中免疫複合体の出現，抗Sm抗体出現などを示すことも多いが，CNSループス以外のSLE疾患活動性を認めないこともあり，注意が必要である
中枢神経障害以外のSLE疾患活動性は示さないCNSループス症例

●症例：59歳　女性
主訴：頭痛，嘔気
現病歴：1989年顔面紅斑，日光過敏，間質性肺炎，多関節痛，発熱，白血球およびリンパ球減少（WBC1,900，リンパ球200），抗核抗体陽性（1,280×）などによりSLEと診断される。プレドニゾロン30 mg/dayより治療が開始され症状，検査所見ともに安定し維持療法としてプレドニゾロン10 mg/dayの投与を受けていたが，1999年8月中旬より激しい頭痛，嘔気が出現し入院となる
既往歴：特記すべきことなし
家族歴：特記すべきことなし
アレルギー歴：特記すべきことなし

●入院時現症
身長：148 cm，**体重**：49.8 kg，**体温**：37.1℃
血圧：136/80 mmHg，**脈拍**：78/分・整
眼瞼結膜：貧血なし，**眼球結膜**：黄疸なし

咽頭発赤なし，頸部リンパ節腫脹なし
胸部所見：心音正常，呼吸音正常
腹部所見：異常なし，肝脾触知せず
髄膜刺激徴候なし，皮膚症状特記すべきことなし

検査所見

Urinalysis
protein	(—)
sugar	(—)
沈渣	異常所見なし
便所見	
O.B.	(—)

CBC
WBC	4,760/μl
seg	68.5%
band	0.0%
lym	24.0%
eos	0.5%
RBC	417×10^4/μl
Hb	11.4 g/dl
Ht	36.3%
Plt	44.7×10^4/μl
赤沈	81 mm/Hr

Coagulation
APTT	26 sec (32)
PT	91 %

Chemistry
TP	7.3 g/dl
Alb	3.5 g/dl
GOT	13 IU/l
GPT	17 IU/l
LDH	294 IU/l
ALP	190 IU/l
γ-GTP	22 IU/l
CPK	40 IU/l
BUN	12.4 mg/dl
Cre	0.65 mg/dl
Na	143 mEq/l
K	3.7 mEq/l
Cl	103 mEq/l

Serology
CRP	2.1 mg/dl
IgG	1,001 mg/dl
IgA	500 mg/dl
IgM	99 mg/dl
CH50	67.3
C3	124 mg/dl
C4	74 mg/dl
ANA	陰性
RF	21 U/l
RAPA	陰性
IC (C1q)	1.5 ug/ml以下

CSF
9月16日
初圧	280 mm H$_2$O
終圧	180 mm H$_2$O
Qアルブミン	14.28
IgG index	4.7
細菌培養	陰性
抗酸菌培養	陰性
蛋白	138 mg/dl
細胞数	19/3

9月24日
IL-6	104 pg/ml

頭部CT：lacunar infarctionの所見を認める

脳血流シンチ：両側側脳室周囲，灰白質の全体的な血流低下

胸部CT：両側背部胸膜直下のfibrosis

診　断

　本症例は1989年に全身性エリテマトーデスの診断をされ，プレドニゾロン維持療法を受けていたが，激しい頭痛を主訴に入院となった．入院後，NSAIDs，エルゴタミン製剤，抗菌薬の投与を行ったが症状は改善せず，9月16日髄液穿刺を施行．髄液の細菌培養，抗酸菌培養，ヘルペスウイルス抗体価など検査結果はすべて陰性で感染症否定的であり，髄液IgG index・Q albumin値の上昇，髄液中IL-6高値，脳血流シンチで灰白質全体の血流低下が認められたため，CNSループスと診断した．

CNS ループスと頭痛

　全身性エリテマトーデスの合併症の1つであるCNSループスは，全身性エリテマトーデス患者全体の25～60％に出現し，発症後3年以上経過した患者に出現することが多いとされている．その発症は，DNA抗体の上昇，補体の低下，血中への免疫複合体の出現，抗Sm抗体出現などに伴うことも多いが，それらを伴わないこともあり注意が必要である．現在CNSループスは**表46**のように分類されるが，取り扱いが問題となるのが頭痛である．頭痛は全身性エリテマトーデス患者の約30％に認められ，またその発生機序は単一ではなく，軽症例から重症例まで幅広く，治療も個々の症例で検討し行わなければならない．

　全身性エリテマトーデスに頭痛が認められた場合，まず高血圧や腎疾患による頭痛，ステロイド薬による頭痛かどうかを鑑別する．次に，脳梗塞，脳出血などの脳血管障害や脳腫瘍などの脳器質的疾患による頭痛かどうかを頭部CT・MRIで検査する．そして，中枢神経系感染症による頭痛，片頭痛・レイノー現象による頭痛，抗リン脂質抗体症候群関連の頭痛，全身性エリテマトーデス自体による頭痛の可能性を考える．片頭痛，レイノー現象による頭痛が疑われる場合は，エルゴタミンなどの片頭痛に対する薬剤投与を試す．抗リン脂質抗体症候群関連の頭痛は片頭痛様のことが多いが，抗凝固療法が効くことがある．全身性エリテマトーデス自体による頭痛が疑われる場合は，まず髄液所見にて感染症を否定し，IgG index，Q albumin，IL-6などの異常値が，脳波，SPECT（Single photon emission CT），MRIなどで異常所見が認められれば，CNSループスと考え十分な治療を行う．

膠原病における髄液検査（表47）

　全身性エリテマトーデス患者が中枢神経症状を呈する場合，まず髄液圧，蛋白，糖，細菌培養などの基本的な検査を行うことは必須であるが，特殊検査として，IgG indexとQ albumin，髄液中IL-6（保健適応外）が有用である．1983年にWinfieldらはCNSループス患者で中枢神経内でのIgG産生を示すIgG indexの上昇や，脳血液関門の障害を示すQ albuminの上昇が認められたことを報告した．髄液中のアルブミンは中枢神経では合成されず，髄中での増加は血液脳関門障害を意味する．一方，IgGは中枢神経で産生され，血液からは髄中へ移行しにくく，髄中でのIgG増加は局所での産生増加を意味する．また，中枢神経症状以外の全身性エリテマトーデス活動性上昇を認めない症例において

表46　アメリカリウマチ学会（ACR）による全身性エリテマトーデスの精神神経症状の分類

Central nervous system
Neurologic syndromes
Aseptic meningitis
Cerebrovascular disease
Demyelinating syndrome
Headache（including migraine and benign intracranial hypertesion）
Movement disorder（chorea）
Myelopathy
Seizure disorders
Diffuse psychiatric / neuropsychological syndromes
Acute confusional state
Anxiety disorder
Congnitive dysfunction
Mood disorder
Psychosis
Peripheral nervous system
Acute inflammatory demyelinating polyradiculoneuropathy（Guillain-Barre syndrome）
Autonomic disorder
Mononeuropathy, single / multiplex
Myasthenia gravis
Neuropathy, cranial
Plexopathy
Polyneuropathy

ACR Ad Hoc Committee on Neuropsychiatric Lupus Nomenclature : The American College of Rheumatology nomenclature and case definitions for neuropsychiatric lupus syndromes. Arthritis Rheum, 42 :599, 1999.
（http://www.rheumatology.org/ar/1999/aprilappendix.html）

表47　IgG index・Q albumin・髄液のIL-6

■IgG index・Q albumin・髄液のIL-6
髄液中のアルブミンは中枢神経では合成されず，髄液中での増加は血液脳関門障害を意味する．一方，IgGは中枢神経で産生され，血液からは髄液中へ移行しにくく，髄液中でのIgG増加は局所での産生増加を意味する．

■IgG index（正常上限0.76）：髄液IgG × 血清Alb／血清IgG × 髄液Alb
その上昇は髄内免疫グロブリン産生の亢進を意味する．
■Q albuminは（正常上限9.0）：髄液Alb × 10^3／血清Alb
上昇は血液脳関門障害を意味する．
■髄液のIL-6（interleukin-6）
SLEの中枢神経症状（痙攣，器質性脳症候群，精神病など）を呈した患者において上昇し，症状の軽快とともに低下する．IL-6の上昇（4.3 pg/ml 以上）は，神経Behçet病や他の炎症性神経疾患でもみられるが，一般に多発性硬化症など非炎症性神経疾患では上昇しない．

近藤啓文，岡田　純：日内会誌86：1372, 1997. より改変．

も CSF　IgG index・Q albumin 上昇例が報告され，その有用性が認識された。

表 48　各病型の重症度

軽症	中等症	重症
DLE	持続性蛋白尿	ネフローゼ症候群
皮疹，粘膜症状	溶血性貧血	腎不全（急速進行性，慢性）
関節炎，筋痛	血小板減少性紫斑病	中枢神経症状（痙攣重積，意識消失，
レイノー現象	中枢神経症状（脳神経障害，髄膜炎，	器質的精神病）
漿膜炎（少量の貯留液）	機能性精神症状など）	間質性肺炎，肺出血
尿沈渣異常／間欠的蛋白尿	腹膜炎（多量の貯留液）	肺高血圧症
リンパ節腫脹		全身性血管炎・血栓症

厚生省特定疾患自己免疫疾患調査研究班の病型分科会として行った調査研究から（一部改変）．

表 49　全身性エリテマトーデスの活動性判定基準

```
1. 発熱                      6. 低補体価（CH50：20 U/ml以下）
2. 関節痛                    7. 白血球減少（4,000/mm³以下）
3. 紅斑（顔面以外を含む）    8. 低アルブミン血症（3.5/dl以下）
4. 口腔内潰瘍または大量脱毛  9. LE細胞またはLEテスト陽性
5. 赤沈亢進（30 mm/時以上）

※9項目中3項目以上満足すれば活動性ありと判定
```

厚生省特定疾患調査研究班，1986．

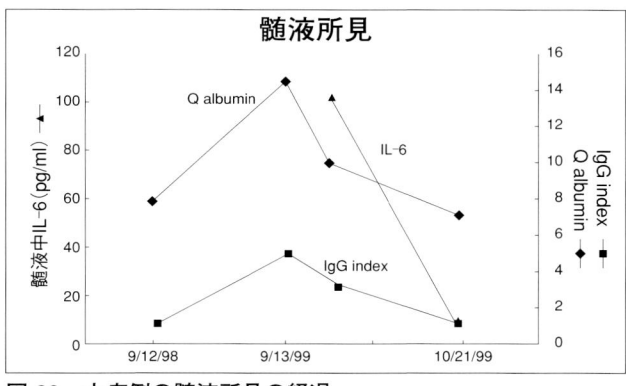

図 23　本症例の髄液所見の経過

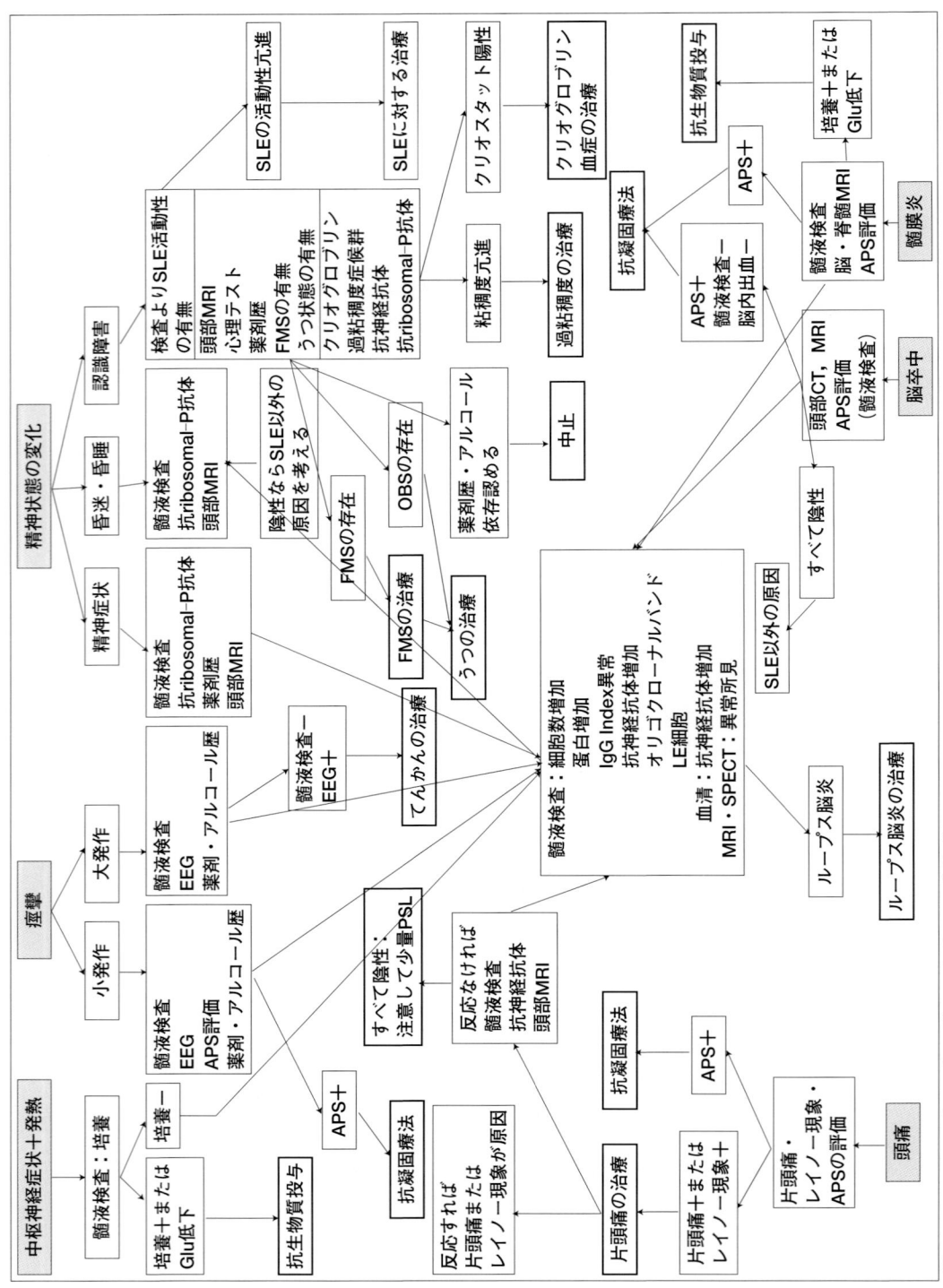

図24 CNSルーブスマネージメントのアルゴリズム
Duniel J. Wallance and Allan L. Metzgev : Dubois' Lupus Erythematosus, 5th ed. pp 737.
Williams & Wilkins. 1997.より改変引用

全身性エリテマトーデス活動性の判定

　全身性エリテマトーデスは多彩な病像を呈し，おのおのの病型は軽症のものから，生命にかかわる重症なものまである（表48）。さらに個々の病態の重症度も考えなければならない。近年全身性エリテマトーデスの活動性の検討において，SLDAI が多く用いられる。これは病型の重症度，個々の病型の病態重症度をスコアー化しその合計を全身性エリテマトーデス活動性の指標とするものであるが，やや煩雑である。旧厚生省特定疾患調査研究班の示す指標はより簡便であり（表49），臨床の場においてむしろ有用であるが，CNS 症状を含まない点には注意が必要である。本症例はこの活動判定基準では活動性は認められなかった。

入院後経過

　入院後，NSAIDs，エルゴタミン製剤，抗菌薬の投与を行ったが症状は改善せず，9月16日髄液穿刺を施行。細菌培養，抗酸菌培養，ヘルペスなどのウイルス抗体価など，検査結果はすべて陰性であり，髄液中蛋白の上昇が認められたため lupus headache を考えプレドニゾロンを 10 *mg/day* より 30 *mg/day* に増量した。しかしながら，激しい頭痛は続き，9月24日の髄液検査でも Q albumin・IgG index も軽度減少しただけで依然高値であり，髄液中 IL-6 も 104 *pg/ml* と著明な高値を示し，さらに，脳血流シンチで灰白質全体の血流低下も認められたため，CNS ループスと診断した。治療として，ステロイドセミパルス療法，後療法としてプレドニゾロン 40 *mg/day* 投与開始した。これにより，症状，髄液検査所見のいちじるしい改善が認められ，また，脳血流シンチでも明らかな改善が認められた。

　CNS ループスのみかたを示す（図24）。

（山中　健次郎）

CASE 14　SLE-4

systemic lupus erythematosus-4
全身性エリテマトーデス-4
―虚血性腸炎，抗リン脂質抗体症候群の合併―

●本症例の特徴

血小板減少症で発症したSLE
ループス腎炎，APSの合併を認める
経過中急性に腸炎症状呈し入院となる
緊急CT施行したところ，APSが原因と思われる虚血性腸炎の所見を得たため，治療として
ヘパリン投与行ったところ著効した症例

●症例：28歳　女性

主訴：発熱，腹痛および水様性下痢

現病歴：18歳時（1990年）に紫斑，歯肉出血などが出現し，他医にて特発性血小板減少性紫斑病（ITP）と診断され，プレドニゾロン 30 mg/day より治療を開始され軽快していた。1997年12月初旬（26歳）より左半身の痺れ，脱力発作，両下肢の浮腫が出現したため12月24日当院第1回目入院となる。入院時所見で関節炎，反復性口腔内潰瘍，顔面紅斑を認め検査所見で抗核抗体陽性（160× H&S），リンパ球・血小板減少，また蛋白尿（11 g/day），尿中細胞性円柱陽性，抗β2GPI抗体高値，LAC陽性よりSLEと診断。さらに抗β2GPI抗体高値，LAC陽性，頭部CTにて右視床に小梗塞認めたことより抗リン脂質抗体症候群（APS）と診断した。また，腎生検により蛋白尿の原因は，びまん性膜性糸球体腎炎（WHO-V型）と診断された。抗凝固療法に加え，プレドニゾロン 50 mg/day より治療開始し，症状の改善と，蛋白尿減少（1.5 g/day）をみた。プレドニゾロンは 30 mg/day まで減量し1998年3月2日退院となった。その後症状は安定していたが，2000年7月10日感冒様症状に引き続き39℃の発熱出現。7月12日未明には心窩部痛，腹痛に引き続き水様性下痢および嘔吐出現し第2回目の入院となる。

既往歴：25歳　右視床梗塞

家族歴：母：SLE，姪：ITP，アレルギー歴：特記すべきことなし

●入院時現症

身長：167.5 cm，体重：57.0 kg，体温：37.0℃
血圧：152/100 mmHg　左右差なし，脈拍：106/分・整　呼吸数24/分
意識清明，眼瞼結膜：貧血様，眼球結膜：黄疸なし
表在リンパ節：触知せず，口腔内潰瘍認めず
胸部：心音呼吸音とも異常なし
腹部：心窩部に圧痛あり，腸蠕動音低下，筋性防御は認めず
四肢：浮腫なし
皮膚症状：両頬部に軽度の顔面紅斑をみる。寒冷暴露時に大腿部に網状皮斑（Livedo reticularis）を認める。レイノー現象なし　口腔・眼の乾燥感なし

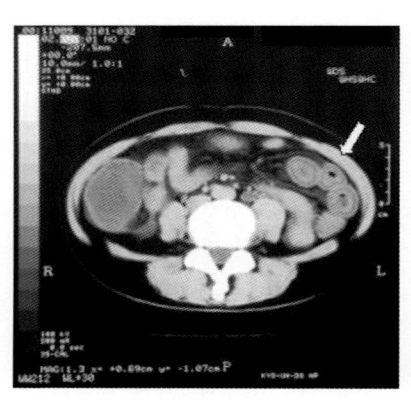

写真24　小腸の内腔狭窄，粘膜浮腫性肥厚（target sign）

検査所見

Urine-Stool

protein	500 mg/dl
sugar	50 mg/dl
WBC	5-9/H
RBC	50-99/H
脂肪円柱	30-49/W
OFB	0-1/H
Stool OB	(+)

Peripheral blood

WBC	11,400/μl
Neu	96.5%
Lymph	1.3%
Eosino	0.6%
Baso	0.5%
Mono	1.2%
RBC	407×10^4/μl
Hb	9.8 g/dl
Ht	30.2%
Plt	6.7×10^4/μl
Ret	21‰
ESR	14 mm/hr

Coagulation

PT	106%
APTT	52 sec (32)
FDP	<10 μg/ml
D-dimer	17.9 μg/ml
PIC	0.9 μg/ml
TAT	16.7 ng/ml
LAC (dRWT)	1.51

Chemistry

TP	5.3 g/dl
Alb	3.0 g/dl
T-Cho	308 mg/dl
TG	352 mg/dl
T-Bil	0.4 mg/dl
GOT	13 IU/l
GPT	13 IU/l
ALP	70 IU/l
γ-GTP	8 IU/l
LDH	621 IU/l
BUN	21.4 mg/dl
Cr	0.98 mg/dl
UA	6.9 mg/dl
Na	143 mEq/l
K	3.9 mEq/l
Cl	111 mEq/l
CPK	10 IU/l
AMY	54 IU/l

Serology

CRP	0.6 mg/dl
IgG	513 mg/dl
IgA	160 mg/dl
IgM	32 mg/dl
CH50	35.8 U/ml
C_3	128 mg/dl
C_4	14 mg/dl
IC (C1q)	<1.5 μg/ml
IC (αC3d)	<6.0 μg/ml
ANA	40×
Homo	40×
Speckle	40×
Anti DNA ab	<2.0 IU/ml (RIA)
Anti U1RNP ab	(−)
Anti SS-A ab	(−)
RF	(−)
αCLβ2GPIab	125.0< U/ml
MPO-ANCA	<10EU
PA IgG	90.0
D.Cooms	(−)
I.Cooms	(−)
24hCcr	67.4 ml/min

ECG：異常なし
胸部X線：異常なし
腹部X線：小腸ガス像を認める

腹部エコー：左腎盂拡張像，腹水（左＞右）を認める
大腸内視鏡検査：異常を認めず

上腹部CT（入院時）：小腸粘膜浮腫性肥厚，内腔狭窄，腹水および左軽度水腎症を認めた

診　断

　血小板減少症で発症した全身性エリテマトーデス症例でループス腎炎，抗リン脂質抗体症候群の合併を認める。ループス腎炎はWHO-V型であり尿所見（蛋白尿，血尿，細胞性円柱，OFB出現），TP，Albの低下，T-Cho高値よりネフローゼ症候群を呈していた。抗リン脂質抗体症候群の診断は，現在**表50**に示した分類基準が一般的に用いられているが，本症例は頭部CTで脳梗塞が確認されており，また抗CLβ2GPI抗体価の高値，LAC（dRVVT）陽性であり（1回目入院後6週間以上の期間をあけて2回以上検出されている），抗リン脂質抗体症候群と診断されている。抗リン脂質抗体症候群に対する治療は，パナルジン2T/day，ペルサンチン300 mg/dayが外来にて投与されていた。この症例の検査結果の特徴は，抗核抗体は陽性であるが抗体価は低く（発症当初より），また抗dsDNA抗体，抗Sm抗体などの全身性エリテマトーデスに特異的な自己抗体は検出されず，抗CLβ2GPI

表50　抗リン脂質抗体症候群の分類基準案（第8回APS国際ワークショップ）

	臨　床　基　準
1．血栓症	動脈，静脈，小血管の血栓症の臨床所見を1回以上有すること。罹患組織や臓器は問わない。血栓症は，表在静脈の血栓を除き，画像診断，ドプラー検査，組織所見によって証明しなければならない。組織所見においては，血管壁に明らかな炎症所見を伴わない（血管炎の所見を認めない）血栓を確認すること。
2．妊娠合併症	（a）妊娠10週以後に，形態的に正常な胎児が原因不明にて，1回以上死産した場合。児の形態は超音波検査や直接検査によって確認する。 （b）妊娠34週以前に，重篤な子癇前症，子癇または胎盤機能不全によって，形態的に正常な新生児を1回以上未熟児産または早産した場合。 （c）妊娠10週未満の3回以上連続した原因不明の自然流産の既往がある場合。母親の解剖学的や内分泌学的異常を認めない場合，かつ，父親や母親の染色体異常を認めない場合に限る。 妊娠合併症は以上のaからcに分類することが勧められる。
	検　査　基　準
1．抗カルジオリピン抗体	IgGまたはIgMアイソタイプの抗カルジオリピン抗体が，中等度以上の抗体価にて血中に検出されること。測定は標準化されたβ2-glycoprotein I（β2-GPI）依存性の抗カルジオリピンのELISAの測定系で行い，少なくとも6週間以上離れた期間に2回以上検出されなければならない。
2．ループス抗凝固因子	ループス抗凝固因子が血漿中に少なくとも6週間以上離れた期間において2回以上検出されなければならない。測定法はInternational Society on Thrombosis and Hemotasisのガイドラインによる。 （a）スクリーニングとしてリン脂質依存性の凝固時間の延長：活性化部分トランボプラスチン時間（APTT），カオリン凝固時間，希釈ラッセル蛇毒凝固時間，希釈プロトロンビン時間，Textarin時間。 （b）健常者の乏血小板血漿との混合試験にて，スクリーニング試験時に延長した凝固時間が正常化されない。 （c）過剰なリン脂質を加えることによって，スクリーニング試験時に延長した凝固時間が正常化または短縮化する。

少なくとも1つ以上の臨床基準と1つ以上の検査基準を満足する場合に抗リン脂質抗体症候群と分類する。
Arthritis Rheum 42：1309-1311, 1999

抗体価の高値，PA-IgG 高値な点である．

全身性エリテマトーデスの消化器病変

　全身性エリテマトーデスの消化器病変には非化膿性腹膜炎（漿膜炎），虚血性腸炎，炎症性腸疾患（潰瘍性大腸炎，クローン病の合併），自己免疫性肝炎，膵炎などがある．本症例は心窩部痛，腹痛に引き続き水様性下痢および嘔吐出現し入院となり，緊急に上腹部CT施行したところ，小腸粘膜浮腫性肥厚（target sign），内腔狭窄，腹水を認め，虚血性腸炎を考えた．全身性エリテマトーデスにおける虚血性腸炎の原因は，漿膜炎，抗リン脂質抗体症候群，血管炎などによる．治療はそれぞれの病態により異なる．

治 療

　入院時（7月12日）CRP 0.6，WBC 11,400，Plt 67,000であったが，7月14日にはCRP 7.4，WBC 26,200と増加していた．入院当日の腹部X線上小腸ガス像および大腸拡張像を認めたため，緊急で上腹部CT施行したところ，小腸粘膜浮腫性肥厚，内腔狭窄，腹水および左軽度水腎症を認めた．虚血性腸炎，細菌性腸炎を疑い，ただちに抗菌薬（CPR）投与を開始し，プレドニゾロンを10 *mg/day* より40 *mg/day* に増量し，ヘパリンを5,000単位/日投与開始した．以上の結果，症状は徐々に軽快し7月26日再検した上腹部CTにおいて当初の異常所見は消失した．入院時，炎症性腸疾患も疑ったが，大腸内視鏡検査では異常を認めなかった．また，細菌性腸炎，偽膜性腸炎も便培養にて偏性嫌気性菌，C. difficile 陰性，CD toxinも陰性であり否定的であった．図25に全身性エリテマトーデス診断へのチャートを示した．

SLEを疑う臨床所見 全身症状（発熱，体重減少，リンパ節腫脹，むくみ） 皮膚症状（蝶形紅斑，円板状狼瘡，レイノー現象，紫斑，網状皮斑） 筋・関節症状（関節痛・圧痛・腫脹，筋肉痛，筋力低下） 精神・神経症状（痙攣発作・てんかん，精神症状，CVD） 心・肺症状（胸痛，呼吸困難，咳嗽） 消化器症状（口腔内潰瘍，腹痛，腹水）	**SLEを疑う検査所見** 血球減少（赤・白血球，血小板） 蛋白尿 抗核抗体陽性 リウマトイド因子陽性 aPTT延長

病歴	**診察**
膠原病の家族歴 海水浴・登山などでの日光過敏 妊娠・出産と症状発現の関連 精神・神経症状の既往歴 自己免疫疾患の既往歴 薬剤歴	表在リンパ節，呼吸音，心音，血管雑音， 腹部所見，皮膚所見，筋・関節所見， 精神・心理状態，神経学所見

尿便検査	蛋白尿，尿沈渣，便潜血
血液検査	CBC（初回Retを含む）ESR，aPTT，生化（CPK，AMYを含む）
免疫学的検査	ANA，抗dsDNA抗体，抗SS-A抗体，抗RNP抗体，抗Sm抗体，抗血小板抗体（PA-IgG），抗CL抗体，クームステスト，LEテスト（LE細胞），IgG，IgA，IgM，C3，C4，CH50，IC，LAC

脳・神経	頭部CT，MRI（CNSループス，脳血管障害etc），脳波，髄液検査（IgG-Index，Q-Alb）
心臓・血管	胸部X線検査，ECG，UCG，指尖脈波（レイノー現象）
呼吸器	胸部X線検査，呼吸機能検査，血液ガス分析，胸部CT，肺血流シンチ（肺梗塞）
消化器	腹部単純写真，消化管造影，血管撮影（虚血性腸炎），腹部超音波（胆嚢の血管炎，肝障害etc），腹部CT
腎臓・尿路	腎機能検査，DIP・泌尿器Echo（lupus，cystitis）
筋	筋電図，筋肉MRI，筋生検
関節	骨X線写真，関節シンチ，関節液検査

ACR SLE分類基準による診断
→ 他の膠原病との鑑別と感染症の否定
→ **治療方針の決定**

図25　全身性エリテマトーデス診断へのチャート

（山中　健次郎）

CASE 15 SS

Sjören's Syndrome
シェーグレン症候群

●本症例の特徴
本症例は眼乾燥症状を発症し眼科受診,シェーグレン症候群を疑われ当科紹介される唾液分泌低下を認め,さらに慢性甲状腺炎による甲状腺機能低下症,原発性胆汁性肝硬変(PBC)の合併を認めた症例

●症例:54歳 女性
主訴:眼・口腔乾燥感
現病歴:1994年より眼の乾燥感自覚していたが,1996年10月両眼球結膜の発赤を認めたため眼科受診。シルマーテスト右5 mm,左3 mmと涙液分泌低下を認め,ローズベンガルテスト陽性であり乾燥性角結膜炎の診断を受け,シェーグレン症候群を疑われ11月21日当科受診となる。初診時の問診にて,1994年頃より,齲歯の増加,食事中水分摂取量の増加を認め,最近では夜間小水量の増加の為睡眠障害を認めていた。また,1994年の健診にて軽度肝機能障害が認められ近医受診したが,経過観察のみで改善した。
既往歴:39歳 胃潰瘍,45歳 子宮筋腫(子宮摘出術)
家族歴:特記すべきことなし
アレルギー歴:特記すべきことなし

●初診時現症
身長:155 cm, **体重**:46.3 kg, **体温**:36.2 ℃
血圧:110/60 mmHg, **脈拍**:72/分・整
眼球・眼瞼結膜:貧血なし,黄疸なし,充血認める
表在リンパ節:触知せず,**甲状腺**:軽度腫脹(右葉>左葉),**口腔**:潰瘍なし
舌:発赤し平滑で溝を認める(写真23) **血管雑音**:聴取せず

胸部：心音・呼吸音正常，心雑音聴取せず　筋肉：筋力低下・筋肉痛なし
腹部：平坦，軟，腸蠕動音正常，圧痛なし，肝脾腫なし　四肢：浮腫は認めず
関節：関節痛・腫脹認めず　神経学的所見：異常認めず　皮膚：乾燥肌　日光過敏なし，
レイノー現象なし，脱毛なし

初診時検査結果

Urine			Chemistry		Serology	
protein	(−)		T-Bil	0.3 mg/dl	CRP	0.0 mg/dl
sugar	(−)		TP	8.6 g/dl	STS	(−)
O.B	(−)		Alb	3.9 g/dl	IgG	2,481 mg/dl
sediments			GOT	22 IU/l	IgA	335 mg/dl
WBC	5-9/H		GPT	11 IU/l	IgM	469 mg/dl
RBC	0-1/H		LDH	297 IU/l	CH50	33.3
Hyaline cast	5-9/W		ALP	153 IU/l	C3	57 mg/dl
			γ-GTP	19 IU/l	C4	22 mg/dl
Stool			AMY	78 IU/l	RF	709 U/l
O.B.	(−)		CPK	46 IU/l	IgG-RF	4.2
CBC			BUN	11.6 mg/dl	ANA	(−)
WBC	5,900/μl		Cr	0.95 mg/dl	Cytoplasm	(＋)
neu	51.5%		Na	142 mEq/l	anti-DNA Ab	4.6 U/ml（RIA）
lym	37.5%		K	3.7 mEq/l	anti-RNP Ab	(−)
eos	3.5%		Cl	106 mEq/l	anti-Sm Ab	(−)
baso	3.0%				anti-SS-A Ab	1×
RBC	431×10⁴/μl		**Thyroid**		anti-SS-B Ab	(−)
Hb	12.4 g/dl		TgAb	>100 U/ml	AMA	>320×
Ht	39.8%		TPOAb	>30 U/ml	抗ミトコンドリアM2抗体	1729 U/ml
Plt	23.3×10⁴/μl		TRAb	0.0%	IC（C1q）	<1.5 $\mu g/ml$
ESR	65 mm/Hr		TSH	15.7 $\mu U/ml$	IC（C3d）	9.6 $\mu g/ml$
			FT3	2.8 pg/ml		
Coagulation			FT4	0.88 ng/dl		
APTT	28 sec					
PT	103%					

胸部X線：異常所見なし
EKG：W.N.L.
腹部エコー：異常所見なし
　肝脾腫認めず
ガムテスト：9 cc/10 min
唾液腺シンチ：両耳下腺の集積低下　クエン酸摂取後の両耳下・顎下腺よりの排泄低下
眼科的検査：シルマーテスト　右5 mm　左3 mm　ローズベンガルテスト　陽性（左右ともに6点）
指尖脈波（氷負荷）：5分後の改善不良（67%）
甲状腺エコー：両葉のびまん性の腫大　内部は低エコーの不均一な実質
肝生検：門脈領域の炎症性細胞浸潤，細胆管増生，慢性非化膿性破壊性胆管炎の組織像　PBC2期（H10/9/16）

診　断

　本症例は初発症状として口腔・眼の乾燥症状を認め，また口腔内乾燥症状より飲水量が増えたため，夜間の小水量増加をみていた．乾燥症状は，高齢者において涙腺，唾液腺の老人性萎縮による症状としても認められる．本症例は発症時54歳で腺組織の老人性萎縮には早い．その他の外分泌腺の分泌低下，腫脹を示す疾患としては細菌，ウイルスによる涙腺や唾液腺の感染症，白血病，悪性リンパ腫，原発性マクログロブリン血症などの腫瘍性疾患，サルコイドーシスなどによる慢性唾液腺炎などがある．さらに糖尿病や薬剤（向精神薬，抗うつ薬，抗潰瘍薬，抗パーキンソン薬，降圧薬など）による口渇感や，精神・感情的要因にも注意する必要がある．これらをふまえ検査を進めることが必要である．検査は，自己抗体発現などの免疫異常の証明と，涙分泌・唾液分泌低下の証明が柱となる．

　本症例では抗核抗体は陰性であるにもかかわらず抗SS-A抗体は陽性であった（このパターンはしばしば経験する）．また，リウマトイド因子は高値であり明らかに免疫異常が認められた．さらに，多クローン性高γグロブリン血症も認めた．以上よりシェーグレン症候群（Sjögren's syndrome；SS）が強く疑われた．よって乾燥症状に対する特殊検査を行ったところ，シルマーテスト，ローズベンガルテスト，ガムテスト，唾液腺シンチにて陽性所見が得られた．現在わが国では厚生省特定疾患調査研究班診断基準（1999年：**表51**）がもっとも広く用いられているが，これに照らし合わせてみても4項目中3項目陽性でシェーグレン症候群との診断を得た．諸外国においても種々のシェーグレンの診断基準診断が提唱されているが，いまだ世界的に統一されたものはなく，アメリカリウマチ学会に

表51　シェーグレン症候群の改訂診断基準（厚生省特定疾患調査研究班）

1. 生検病理組織検査で次のいずれかの陽性所見を認めること
1）口唇腺組織で4 mm^2当たり1 focus以上
2）涙腺組織で4 mm^2当たり1 focus以上
2. 口腔検査で次のいずれかの陽性所見を認めること
1）唾液腺造影でStage I *以上の異常所見
2）唾液分泌量低下（ガムテスト10 ml/10分以下，またはSaxonテスト2 g/2分以下）があり，かつ唾液腺シンチグラフィにて機能低下の所見
3. 眼科検査で次のいずれかの陽性所見を認めること
1）Schirmerテストで5 mm/5分以下で，かつローズベンガル染色テストで陽性#
2）Schirmerテストで5 mm/5分以下で，かつ蛍光色素テストで陽性
4. 血清検査で次のいずれかの陽性所見を認めること
1）抗Ro/SS-A抗体陽性
2）抗La/SS-B抗体陽性
以上の1，2，3，4でいずれか2項目が陽性であればSjögren症候群と診断する
1 focus：導管周囲に50個以上のリンパ球浸潤
*：直径1 mm以上の小点状陰影
#：van Bjisterveld score で3以上

藤林孝司，他：厚生省特定疾患調査研究班平成10年度研究報告．p. 135-138 1999.

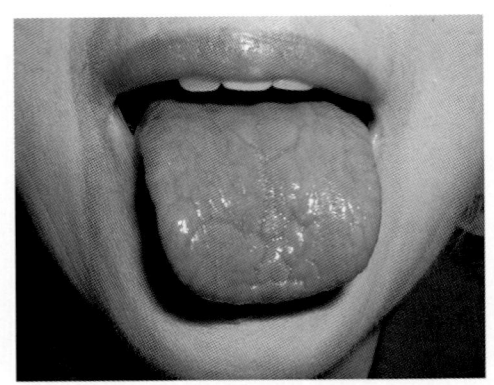

写真 25　シェーグレン症候群の舌所見（巻頭カラー参照）
発赤し平滑で溝を認める。

おいても検討されている。

シェーグレン症候群の疾患概念

　シェーグレン症候群は，涙腺や唾液腺などの外分泌腺に慢性炎症を伴う自己免疫疾患で，涙腺および唾液腺の破壊による分泌能低下により眼乾燥症（dry eye, xerophthalmia）や口腔乾燥症（dry mouse, xerostomia）をきたす症候群である。本症候群は，1933年，スウェーデンの眼科医であるHenrik Sjögrenが眼乾燥症状を有する患者群には中年女性が多く，しばしば口腔の乾燥症状とリウマチ性関節炎を併発するとの報告により知られるようになった。その後の検討で，これらの症例においては，口腔，眼の分泌障害に限らず，鼻腺，咽頭気管支腺，胃腺，膣腺などの全身の外分泌腺に分泌障害を伴い，多彩な腺症状を呈する全身疾患であることが明らかにされた。さらに，その患者血清中に抗唾液腺抗体，リウマトイド因子，抗核抗体などの自己抗体が検出されることより，自己免疫疾患の1つとして考えられるようになった。本症候群は，腺症状のみを呈する一次性シェーグレン症候群（primary SS）と，他の膠原病と合併する二次性シェーグレン症候群（secondary SS）に分類されている。また，自覚的乾燥症状を認めず，他覚的な検査のみで陽性所見を示す場合はsubclinical SSと呼ばれ，二次性シェーグレン症候群に多く認められる。

臨床症状 (表52)

　シェーグレン症候群の診察に際して一番大切なことは，患者の乾燥症状を捉えることである。患者は外分泌障害が存在するにもかかわらず，それが病的かどうかわからず，自覚症状として訴えないこともある。したがって，問診に際しては乾燥症状を念頭におき，患者にわかりやすく，客観的に行うことが大切である。

シェーグレン症候群の免疫学的検査

　疾患特異性抗体としては抗SS-A抗体（約70％），および抗SS-B抗体（約40％）が知られている。抗SS-B抗体の出現頻度は比較的低いが，その疾患特異性は高く，乾燥症状を呈さない膠原病で

表52　シェーグレン症候群の臨床症状の特徴

腺　症　状	
眼症状	自覚的症状：眼異物感，涙液減少感，かすみ，発赤，眼痛，乾燥感，掻痒感，羞明，易疲労感など。 他覚的症状：眼球結膜の血管拡張，眼瞼結膜の発赤，眼脂など。また，涙腺腫脹を認めることあり（1％以下）。
唾液腺症状	自覚的症状：口渇感，う歯の増加，唾液減少感，摂水増加，口腔内潰瘍，咀嚼困難など。 他覚的症状：口腔粘膜の乾燥，発赤。舌表面は舌乳頭が萎縮し発赤し平坦となり亀裂を形成する。耳下腺腫脹（48％），顎下腺腫脹（18％）。
その他の腺症状	鼻腺分泌低下：鼻乾燥感，鼻閉感，鼻出血。 咽頭気管支腺分泌低下：嗄声，咽頭痛，咳嗽，繰り返す気道感染。 胃腺分泌低下：萎縮性胃炎。 膣腺分泌低下：性交時痛，陰部感染症，乾燥性膣炎。 乾燥症状以外の外分泌障害：膵炎。
腺　外　症　状	
全身症状	全身倦怠感，発熱。
関節症状	多発性関節痛・炎（一次性SSでも約30％），軽症例が多い。
肺病変	間質性肺炎（31〜57％）。その他，胸膜炎（まれ）。
肝障害	慢性活動性肝炎（9％），原発性胆汁性肝硬変（20.2％）においてSS合併を認める。
甲状腺障害	SSは自己免疫性甲状腺疾患である慢性甲状腺炎を約15〜30％の頻度で合併する。慢性甲状腺炎に合併するSSもほぼ同じ頻度とされている。
血液異常	貧血（約30％）。白血球減少（一次性，二次性SSともに約30％）。血小板減少症（まれ）。
腎障害	尿細管・間質性腎炎。その結果，腎尿細管性アシドーシス（RTA），Fanconi症候群，腎結石，腎不全を呈することあり。糸球体腎炎（まれ）。
末梢・中枢神経障害	末梢神経障害（10％）。中枢神経障害はまれ。うつ症状を呈することあり。
皮膚症状	レイノー現象（一次性・二次性SSともに約20％）。その他高γグロブリン血症性紫斑病，網状皮斑，瘢痕を伴わない環状紅斑（抗SS-A抗体と関連があるとされる）。
リンパ腺腫脹，悪性腫瘍	リンパ節腫脹（約10％）。さらに偽リンパ腫，悪性リンパ腫，M蛋白血症の併発の危険率が高い。

山中健次郎：シェーグレン症候群，リウマチ病学．橋本博史，柏崎禎夫（編），p287-297，南山堂，1995．より改変

はほとんど検出されない。逆に，抗SS-A抗体は，全身性エリテマトーデスをはじめとする他の膠原病においても比較的高率に検出され注意を要する。通常抗SS-B抗体は抗SS-A抗体陰性例では検出されない。また，抗核抗体陰性であっても抗SS-A抗体陽性例をしばしば認め注意を要する。また，リウマトイド因子もシェーグレン症候群に特異的ではないが約90％の症例で陽性となる。また，近年異常なαフォドリンに対する抗体を高率に持つことが知られている。その他，シェーグレン症候群の活動性が比較的高い時期には多クローン性高γグロブリン血症を認める。

特殊検査（表53）

表53 シェーグレン症候群の特殊検査

シルマーテスト（Schirmer's test Ⅰ）	シルマーテストは濾紙先端を結膜嚢に挿入して下眼瞼に引っかけ，涙で濾紙が濡れた長さを測定する。5分間で15 mm以上の濡れが正常，5 mm以下を低下とする。
ローズベンガルテスト*	赤色の1％ローズベンガル液を眼の表面に滴下し生理食塩水で洗浄した後観察する。眼乾燥による角結膜上皮の浅い潰瘍や細胞変性があると色素が残る。van Bjisterveld scoreとは，結膜を外側・角膜・鼻側結膜の3ヵ所に分け，おのおのの赤色反転を0～3＋に評価し合計したものをいう。
蛍光色素テスト	ローズベンガル液の代わりに蛍光色素が用いられる。
スリットランプによる角膜検査	フィラメント状角膜炎の有無をみる検査。
ガムテスト	ガム（シュガーレスで非粘着性が好ましい）を一定時間噛ませ，分泌した唾液の量を測る。10 ml/10分以下を低下とする。
Saxonテスト	ガーゼを口に含ませ2分後のガーゼの重量の増加を測定する。食前後1時間は避ける。2g/2分以下を低下とする。
唾液腺シンチグラフィー	^{99m}Tcの集積，排出をみる。静注後経時的に計測し，一定時間後に（40分），口腔内にクエン酸刺激を加えさらに経時的に計測する。唾液腺機能低下時にはピーク時間延長，平坦化，最大集積率低下，最大分泌率低下，刺激への反応低下をみる。非侵襲的ではあるが行える施設に制限がある。
耳下腺造影	病変は管系，腺系に分けられる。初期病変は腺系像に認め，診断基準では直径1 mm以上の小点状陰影を陽性とする。進行すると導管の変化，消失をみる。検査時の疼痛，造影薬の排泄障害，感染の誘発などの問題あり。
耳下腺・顎下腺のMRI	非侵襲的であり，腫脹と腺組織の炎症を同定でき有用な検査。今後活用されると思われる。
口唇小唾液腺生検（minor salivary gland biopsy）	口唇内側小唾液腺の病理検査。生検組織で炎症像としてリンパ球浸潤を認める。リンパ球50個以上の浸潤を1フォーカスとして，フォーカススコアで表す。4 mm²に1個以上のフォーカスを陽性所見とする。

＊0：染色なし，1＋：ごく少数の散在性斑点，2＋：多数の散在性斑点，3＋：融合性斑点

治　療

　以前は去痰薬であるブロムヘキシン（ビソルボン®）の大量投与（保険適応なし），漢方薬の麦門冬湯の（保険適応なし）投与が行われてきたが著明な効果は得られないことが多かった．近年塩酸セビメリンが唾液分泌促進に用いられるようになり，良好な結果が得られている．ステロイド薬は，発熱や耳下腺腫脹の認められる初期の症例に，少量ないし中等量の投与が行われる．腺外症状や他の膠原病の合併している場合は，それらに対し適切な治療を行う．**表54**に，治療につきまとめた．

表54　シェーグレン症候群の治療

眼乾燥に対する治療	
塩酸セビメリン	経口薬：涙の分泌を促進（ヨーロッパの検討による）
生理的食塩水，ソフトサンティア	点眼液：涙の補充
自己血清	点眼液：上皮成長因子，ビタミンなどを含む
ヒアルロン酸ナトリウム，	点眼液：結膜上皮障害治療薬．ヒアレイン・ミニは防腐剤が入らない
モイスチャー・エイド	眼鏡枠のビニール製カバー：涙の蒸発を防ぐための物
涙点プラグ，涙点閉塞術	鼻側上下の涙点（涙の排出口）を閉じる方法：涙の排出を抑制
口腔乾燥に対する治療	
シュガーレスガム，アメなど	唾液分泌を刺激するもの
アネトールトリチオン	唾液分泌促進・利胆剤：効果弱い
ブロムヘキシン	去痰剤，大量投与で唾液の分泌促進（保険適応外）
塩酸セビメリン	唾液の分泌促進，約60％で有効．少量より投与し漸増す
漢方薬	人参養栄湯，麦門冬湯など
サリベート	唾液の補充：人工唾液（スプレー）
ステロイド薬	唾液腺腫脹時，PSL≦30 mg/day
腺外症状	
NSAIDs	関節炎・痛に対し投与
ステロイド薬	熱発・リンパ節腫脹時：PSL≦30 mg/day 他の腺外症状，他の膠原病の合併に対しては，それぞれ適切な治療を行う

塩酸セビメリン：サリグレン，エボザック，ヒアルロン酸ナトリウム：0.1％ヒアレイン，ヒアレイン・ミニ，アネトールトリチオン：フェルビテン，ブロムヘキシン：ビソルボン

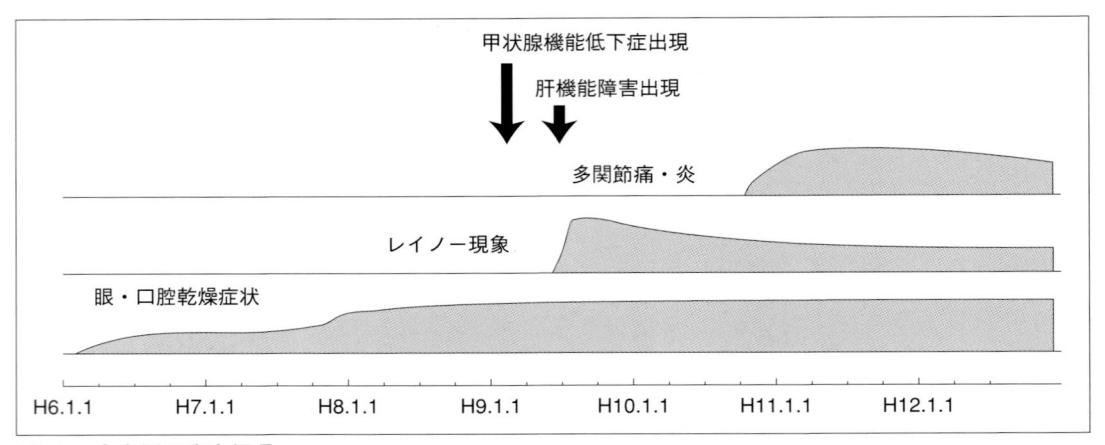

図26　本症例の臨床経過

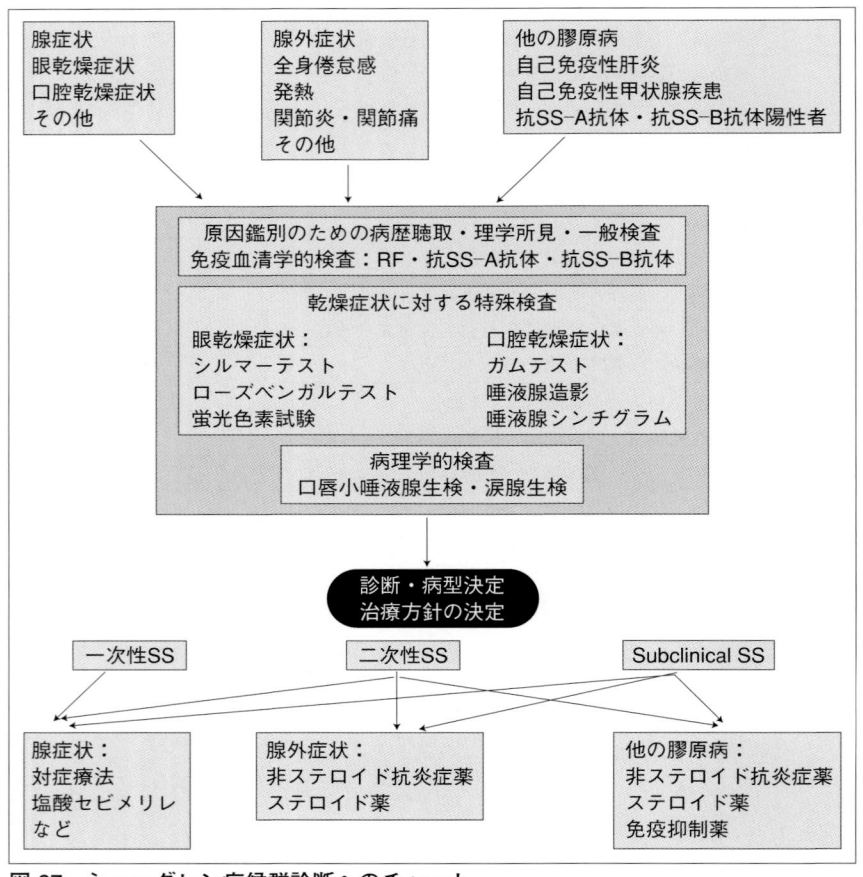

図27　シェーグレン症候群診断へのチャート

経過

　治療としてヒアレイン（0.1％）と生食点眼薬の投与，ビソルボン®24 *mg/day*（保険適応外，サリグレン販売開始以前であったため）の投与を行った．これにより口腔乾燥症状はいくぶん改善をみた．

　また，甲状腺のびまん性の腫脹，TgAb TPOAbの陽性より橋本病の合併と診断．甲状腺機能も低下していたことよりチラージンS 25 μg より投与開始し，最終的に100 μg でコントロールがついた．

　初診時には肝機能検査の異常を認めなかったが，5月14日の検査よりGOT，GPTの上昇を認め，抗細胞質抗体陽性より抗ミトコンドリア抗体陽性，さらに検査を進めたところ抗M2抗体も陽性であり，原発性胆汁性肝硬変を疑い6月25日よりウルソ（UDCA）150 *mg* 投与を開始し改善をみた．1998年9月16日に肝生検を施行し原発性胆汁性肝硬変の確定診断を得た．

　本例はリウマトイド因子陽性，IgG-RF陽性であり関節リウマチの合併を疑ったが，初診時には関節炎を思わせる症状，所見はなかった．1998年12月両手関節に疼痛出現するもNSAIDsの投与で軽快し，全経過を通し関節リウマチの診断基準は満たさなかった．

　本例のようにシェーグレン症候群には，橋本病，原発性胆汁性肝硬変などの合併を比較的高率に認めることが知られており注意が必要である．シェーグレン症候群診断へのチャートを**図27**に示す．

（山中　健次郎）

CASE 16 MCTD
mixed connective tissue disease
混合性結合組織病

● 本症例の特徴

MCTD 発症後，肺高血圧症（PH）を合併し，プレドニゾロン投与に加えてヘパリン 8,000 単位投与を開始し，著明な改善をみた症例

● 症例：38 歳　女性
主訴：労作時呼吸苦（NYHA Class II）
既往歴：特記すべきことなし
家族歴：特記すべきことなし
現病歴：2001 年 1 月よりレイノー現象・手指の腫脹および両手関節痛を認め，3 月近医受診。ANA 20,480 倍（speckled）であり，膠原病が疑われ，NSAIDs，オパルモン® （limaprost alfadex）にて外来経過観察されていたが，5 月初旬より労作時呼吸苦を自覚。症状は徐々に増悪し，胸部 X 線上 CTR の拡大と発熱を認めたため 6 月 5 日当院紹介入院となった。

● 入院時現症
身長：166.6 cm，体重：67.5 kg，体温：38.6℃，血圧：100/68 mmHg，脈拍：90/分・整
眼瞼結膜：貧血なし，眼球結膜：黄疸なし　口腔内潰瘍あり
心音正常，心雑音認めず，背側両下肺部に軽度の捻髪音（tine erackle）聴取，腹部所見異常なし
皮膚所見：手指腫脹・硬化あり，指尖潰瘍あり，その他皮疹なし
四肢：下肢に軽度浮腫あり，下肢静脈瘤は認めない
神経学的異常所見なし。日光過敏なし，脱毛なし，筋痛なし

入院時検査所見

Urinalysis			Serum chemistry			Immunology		
protein		(−)	TP		7.7 g/dl	CRP		1.7 mg/dl
sugar		(−)	Alb		3.6 g/dl	IgG		2,802 mg/dl
O.B		(−)	GOT		30 IU/l	IgA		170 mg/dl
sediments			GPT		14 IU/l	IgM		87 mg/dl
WBC		5-9/H	LDH		730 IU/l	CH50		39.2
RBC		0-1/H	ALP		106 IU/l	C3		113 mg/dl
Hyaline cast		5-9/W	γ-GTP		8 IU/l	C4		12 mg/dl
			CPK		206 IU/l	ANA		×1,280 (S)
Stool			BUN		15.0 mg/dl	anti-DNA antibody		3.7 U/ml
O.B		(−)	Cre		1.01 mg/dl	anti-RNP antibody		×256
			Na		137 mEq/l	anti-Sm antibody		(−)
CBC			K		3.6 mEq/l	anti-SS-A antibody		×16
WBC		4,330/μl	Cl		108 mEq/l	anti-SS-B antibody		(−)
neu	2,860/μl	66.1%				anti-Scl-70 antibody		(−)
Baso	26/μl	0.6%	**Hematology**			LAC (dRVVT)		1.23
Mono	5.5/μl	11.9%	APTT		33 sec	抗CLβ2GP1抗体		1.2 U/ml
lym	875/μl	20.2%	PT		84%	クリオグロブリン		(−)
eos	52/μl	1.2%	D-Dimer		1.5	PA IgG		256.9
RBC		352×10⁴/μl	α2PIP		1.0 μg/ml	IC (C1q)		2.2 μg/ml
Hb		11.4 g/dl	TAT		2.8 μg/ml	IC (C3d)		10.72 μg/ml
Ht		353.7%				L.E test		(−)
Plt		5.0×10⁴/μl						
ESR		63 mm/hr						

胸部X線：心陰影拡大あり（CTR58%），PA拡大認めず
心エコー：6月8日　mild PH, RV拡大，PA圧 44.4 mmHg, moderate TR, EF 60%，軽度心嚢液貯留
7月6日　mild TR, PH（−），PA圧 36.3 mmHg

8月14日　almost n.p., PA圧 29.4 mmHg, EF 60%
眼底：異常なし
胸部CT：6月7日　両下肺に軽度IP，心嚢液貯留
7月4日　両下肺に軽度IP，両側S5にHAD
肺血流シンチ：6月12日　中葉および両側下葉のびまん性血流低下
7月10日　全体的な血流改善
腹部エコー：両側腎結石，脾腫

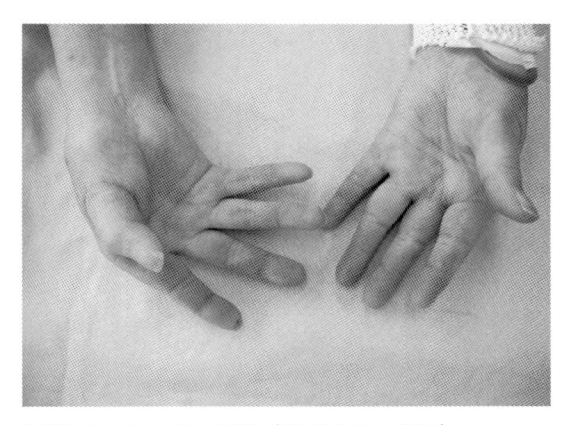

写真 26　レイノー現象（巻頭カラー参照）

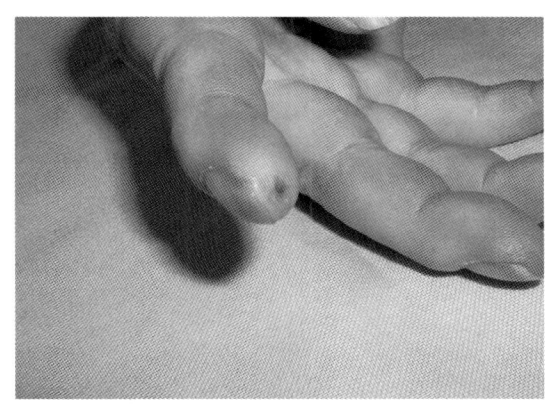

写真 27　指尖潰瘍（巻頭カラー参照）

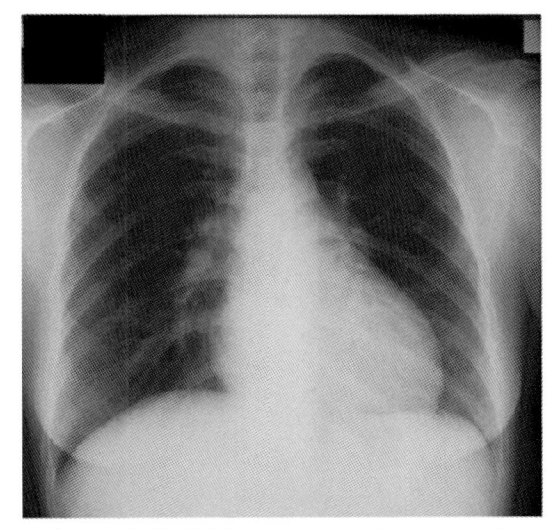

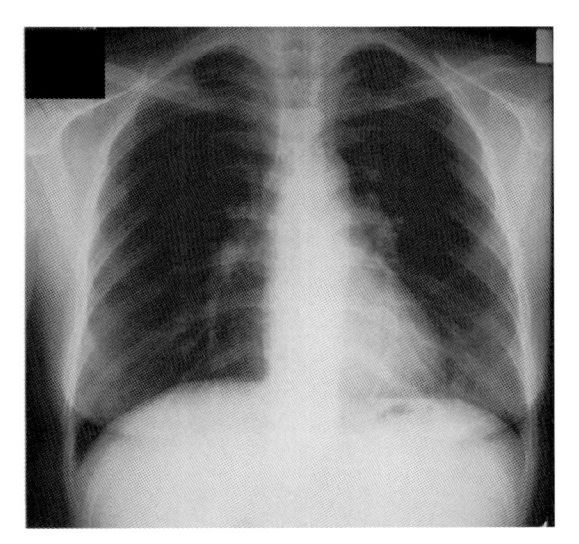

写真 28　胸部X線（左：H13/6/5，右：H13/7/9）
入院時画像所見。胸部X線にてCTRの拡大と右第2弓の軽度突出を認めた。

写真29　肺血流シンチ(^{99m}Tc-MMA)
（左：H13/6/12，右：H13/7/10）
中葉および両側下葉のびまん性血流低下を認めた（6月12日）。

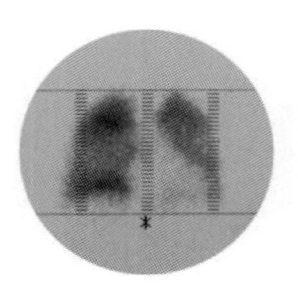

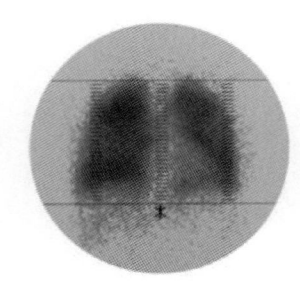

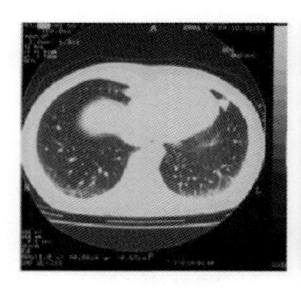

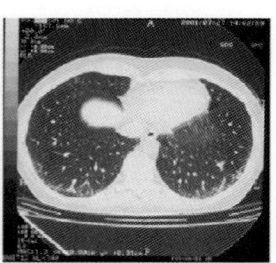

写真30　胸部CT（左：H13/7/4、右：H13/7/27
背側両下肺軽度IP，少量の心嚢液貯留を認めた（6月7日）。

診 断

　本症例はレイノー現象と関節痛で発症している。ANAの抗体価が高く関節痛も認めることより，2次性のレイノー現象と考えられ膠原病の存在が示唆された。さらに手指の腫脹・硬化も認められ，検査結果より抗U1-RNP抗体も単独陽性であり混合性結合組織病（mixed connective tissue disease；MCTD）が強く疑われた。混合性結合組織病の診断は通常，混合性結合組織病（MCTD）診断の手

表55　混合性結合組織病（MCTD）診断の手引き

混合性結合組織病の概念：全身性エリテマトーデス、強皮症、多発性筋炎などにみられる症状や所見が混在し、血清中に抗U1-RNP抗体がみられる疾患である

I．共通所見
　1．レイノー現象
　2．指ないし手背の腫脹
II．免疫学的所見
　抗U1-RNP抗体陽性
III．混合所見
　A．全身性エリテマトーデス様所見
　　1．多発関節炎
　　2．リンパ節腫脹
　　3．顔面紅斑
　　4．心膜炎または胸膜炎
　　5．白血球減少（4,000/μL以下）または血小板減少（10万/μ以下）
　B．強皮症様所見
　　1．手指に局限した皮膚硬化
　　2．肺線維症、拘束性換気障害（%VC=80%以下）または肺拡散能低下（%DLco=70%以下）
　　3．食道蠕動低下または拡張
　C．多発性筋炎様所見
　　1．筋力低下
　　2．筋原性酵素（CK）上昇
　　3．筋電図における筋原性異常所見

診断：
　1．Iの1所見以上が陽性
　2．IIの所見が陽性
　3．IIIのA、B、C項のうち、2項以上につき、それぞれ1所見以上が陽性以上の3項を満たす場合を混合性結合組織病と診断する

付記：
　1．抗U1-RNP抗体の検出は二重免疫拡散法あるいは酵素免疫測定法（ELISA）のいずれでもよい
　　　ただし、二重免疫拡散法が陽性でELISAの結果と一致しない場合には、二重免疫拡散法を優先する
　2．以下の疾患標識抗体が陽性の場合は、混合性結合組織病の診断は慎重に行う
　　1）抗Sm抗体
　　2）高力価の抗二本鎖DNA抗体
　　3）抗トポイソメラーゼI抗体（抗Scl-70抗体）
　　4）抗Jo-1抗体
　3．肺高血圧症を伴う抗U1-RNP抗体陽性例は、臨床所見が十分にそろわなくとも、混合性結合組織病に分類される可能性が高い

厚生省MCTD調査研究班，1996年改訂

引き（**表55**）を用い行われる。本症例を混合性結合組織病診断基準に照らし合わせると，Ⅰ，Ⅱ陽性，ⅢのA2項目，B2項目陽性により混合性結合組織病と診断となる。

混合性結合組織病の疾患概念

　混合性結合組織病は，女性に好発し，臨床的に全身性エリテマトーデス様，強皮症様，多発性筋炎様の症状が混在し，かつ血清中に抗RNP抗体（抗U1-RNP抗体）が高値で検出される疾患である。今日，混合性結合組織病は膠原病の重複症候群の中の1つの病型とみなされている。混合性結合組織病の診断において抗U1-RNP抗体は必須の検査項目である。各膠原病におけるELISA法による陽性率を**表56**に示した。

表56　膠原病と抗U1-RNP抗体

病　名	例数	ELISA陽性率（%）
混合性結合組織病	199	98.5
全身性エリテマトーデス	119	42.0
シェーグレン症候群	25	16.0
全身性強皮症	20	5.0
皮膚/多発筋炎	25	4.0
関節リウマチ（RA）	33	0.0

高崎芳成，他：医学と薬学；44, 599-609, 2000.

治療

MCTDの病態別の治療につき**表57**にまとめた。一般に全身性エリテマトーデス・多発性筋炎様の症状に対するステロイド薬の治療反応性は比較的良好とされている。多発性筋炎におけるステロイド治療では，プレドニゾロン50〜60 mg/dayより開始することが多いが，混合性結合組織病の筋症状に対しては（個々の症例にもよるが）40 mg/day以下で軽快することが多い。

肺高血圧症（PH）

Sharpらが混合性結合組織病を提唱した当初，混合性結合組織病は多彩な結合織病変を認めるものの，いずれも軽症で生命予後は良好と考えられていた。その後，肺高血圧症が高率に合併する（合併率5.0％，**表58**）ことが判明し，さらに，混合性結合組織病の生命予後は他の膠原病と変わりなく，その死因のトップは肺高血圧症であり重要な予後悪化因子であることが判明した。それゆえ，混合性結合組織病が診断されたら，必ず肺高血圧症の有無をチェックしなければならない。肺高血圧症の発症，進展の機序については完全には解明されていないが，一般に，膠原病に伴う肺高血圧症は，肺動脈病変（叢状病変を認める）による前毛細血管性肺高血圧症に分類される（一部の症例では，末梢肺動脈塞栓性閉塞を伴う肺高血圧症の報告もある）。その診断において，心エコーや心臓カテーテルにならんで，肺血流シンチによる診断も重要であり，治療方針の選択において非常に有用とされている。厚生省MCTD研究班による混合性結合組織病における肺高血圧症診断の手引きを示す（**表59**）。

表57 混合性結合組織病の治療

病　態	steroid（初期投与量）（PSL換算：mg）	m-PSL pulse	IS	その他の治療
関節炎，手指腫脹	≦15			血管拡張薬
発熱，心外膜炎・胸膜，皮疹	≦30			
筋炎	≦40			
間質性肺炎のみ	≦60	ときに併用	ときに併用	
腎症	SLEの腎症に準じる	ときに併用	ときに併用	SLEに比べ軽症例が多い
肺高血圧症	≦60	ときに併用	ときに併用	血管拡張薬，抗凝固薬

表58 肺高血圧症と膠原病

疾患	合併率%（合併症例/調査症例）
MCTD	5.02%（83/1,651）
SLE	0.90%（82/9,015）
SSc	2.64%（100/3,778）
PM/DM	0.56%（19/3,349）
全人口	有病率100万人に対し1-2人

厚生省MCTD調査研究班　1998年

肺高血圧症の治療

　安静，酸素投与，心臓に対する容量負荷の軽減が基本となる．肺高血圧症形成期（早期）においてはステロイド薬が有効な場合がある．この場合プレドニゾロン 30～60 *mg/day* を投与する．慢性期の治療としては，抗凝固療法，肺血管拡張薬投与を行う．抗凝固療法は，肺高血圧症の進展を防止する可能性があり，特に出血傾向などの問題がない場合には行うことが望ましい．通常ヘパリンでコントロール後，ワーファリン投与となる．肺血管拡張薬としてはPGE1，PGI2，Ca拮抗薬などが用いられる．右心不全急性増悪期には前述の肺血管拡張薬，カテコールアミン，利尿薬投与を行う．以上の治療に反応しない場合バイアグラ®を投与することもある．

本症例の肺高血圧症

　本症例は労作時呼吸困難を訴え入院となったが，心エコーにてRV拡大認め，PA圧 44.4 *mmHg* と推定され，呼吸困難の原因は肺高血圧症と考えた．肺高血圧症の原因検索のため肺血流シンチを行ったところ，右中葉および両側下葉のびまん性血流低下をみた．一般に，免疫学的機序を介する肺血管病変の進行は，肺血管内皮が障害をうけるとミクロレベルの血小板凝集がおき，ATP，ADP，TXA2，セロトニンなどが放出され，肺血管を収縮させ，同時にエンドセリンを分泌し内膜，中膜の増殖がおこって肺小動脈を閉塞すると考えられている．本症例ではTATやPIC，Dダイマーなどに著変を認めなかったが，血小板減少とPA IgG高値を認め，同時に肺血流シンチにおいて欠損像を呈した．よって，肺血管内皮が障害され，エンドセリンなどのケミカルメディエーターが分泌されることにより

表59　混合性結合組織病における肺高血圧症診断の手引き

I　臨床および検査所見
1．労作時の息切れ
2．胸骨左縁収縮期性拍動
3．第II肺動脈音の亢進
4．胸部X線像で肺動脈本幹部の拡大あるいは左第II弓突出
5．心電図上右室肥大あるいは右室負荷
6．心エコー上右室拡大あるいは右室負荷
II　肺動脈圧測定
1．右心カテーテルで肺動脈平均圧が25 mmHg以上
2．超音波心Doppler法による右心系の圧が右心カテーテルの肺動脈平均圧25 *mmHg* 以上に相当
診断：MCTDの診断基準を満たし，Iの4項目以上が陽性，あるいはIIのいずれかの項目が陽性の場合，肺高血圧症ありとする．
Iの3項目陽性の場合，肺高血圧症疑いとする．
除外項目： 1）先天性心疾患　2）後天性心疾患　3）換気障害性肺性心

東條毅：混合性結合組織病診断の手引き（1996年改訂版）．
厚生省特定疾患混合性結合組織病調査研究班平成7年度報告書，p．1-3，1996

肺小動脈を閉塞し，さらに微少血栓形成を誘発した可能性が高いのではと考えた。そこで，ステロイド投与に加え，ヘパリン投与を行ったところ肺高血圧症の著明な改善をみた。

レイノー現象

レイノー現象（RP）は多くの膠原病において出現し，また診断の重要な所見となりうる。この現象は，1862年Maurice Raynaudにより，寒冷刺激で誘発され，手指の色調が蒼白，紫色そして赤と3相性に変化し，10～30分の経過で正常に回復する，手指の虚血によっておこる現象として報告され，命名された。その機序は，寒冷や感情的なストレスが引き金となり，手指動脈の血管攣縮や閉塞が起こり，指が虚血し蒼白となることである。主要因子としては神経伝達や血管内皮細胞の反応の障害であるが，血中の細胞より産生されたホルモンやメディエーターの血管内皮細胞に対する作用も重要と考えられている。古典的レイノー現象は，この蒼白相に続き青紫色（チアノーゼ）と発赤（rubor）と3相に色調が変化するとされているが，実際の臨床の場では3相揃うことはまれである。また色調変化だけでなく反応性充血相（発赤rubor）中には，しびれ感やときとして疼痛を伴う。この現象は数分から数時間（通常10～30分）まで続き，手指に好発するが，患者の40％では下肢にも症状を示し，なかには臓器（心臓，腸管，網膜など）におこることもある。

レイノー現象の分類

疾患に伴わない健康な人に認められる一次性レイノー現象と，他の疾患に随伴して起こる二次性レイノー現象に分類される。一次性レイノー現象は一般人口において女性の5.8～20.2％，男性の4.1～12.7％に存在するとされている。レイノー現象が膠原病の一症状であるかはその診断において非常に重要であり，一次性レイノー現象であるかどうかを確実に診断する必要がある。一次性レイノー現象は若年女性に好発し，手指の潰瘍・壊疽は認めないか，あっても表皮に限られるとされる。指尖部潰瘍化（陥凹形成）あるいは壊疽，爪郭（nailfold）の毛細血管の異常，リウマトイド因子（RF），抗核抗体（ANA），赤血球沈降速度（ESR）促進を認める場合，結合組織病への進展の危険性が高いとされ，一次性レイノー現象より除外される。表60にレイノー現象の基礎疾患を示す。

膠原病におけるレイノー現象

全身性強皮症（SSc）を持つほとんど（90～95％）の患者がレイノー現象を示し，また，しばしば全身性強皮症発症の兆候となる。通常レイノー現象の程度は限局型全身性強皮症（CRESTタイプ）でより重症とされる。爪郭の顕微鏡検査の異常には毛細管の係蹄の拡大，拡張，蛇行，途絶などがあるが，毛細管の係蹄の拡大はびまん性全身性強皮症への移行を示唆するとされている。また混合性結合組織病やtRNA synthetase関連症候群（抗tRNAsynthetase抗体と筋炎と間質性肺炎）では，ともに高率にレイノー現象を認める。全身性エリテマトーデス，シェーグレン症候群においても10～35％でレイノー現象を認める。その他では，クリオグロブリン血症，寒冷凝集素血症，多血症，お

表60 レイノー現象の基礎疾患

神経・血管の圧迫	胸郭出口症候群，手根管症候群
動脈系障害	血栓性閉塞性血管炎，血栓・梗塞，動脈硬化
血液異常	クリオグロブリン血症，マクログロブリン血症，多血症，冷寒凝集素血症
職業性	実動機械を扱う労働者（とくに電動鋸），外傷性動脈閉塞，塩化ビニルを扱う従業員
薬剤・毒物	エルゴタミン，交感神経抑制薬，化学療法
結合組織疾患	全身性硬化症，全身性エリテマトーデス，混合性結合組織病，関節リウマチ，皮膚筋炎・多発性筋炎
その他	交感神経異栄養症，甲状腺機能低下症，褐色細胞腫，悪性腫瘍，原発性肺高血圧症，異型狭心症

よびマクログロブリン血症などの血液粘稠度の亢進する疾患でもレイノー現象が認められる。

レイノー現象の証明

　レイノー現象の存在が確実でない場合には，指尖容積脈波，氷負荷指尖容積脈波テスト，サーモグラフィーが有用である．指尖容積脈波は，その波形によりどのような脈管異常かをある程度知ることができる．氷負荷指尖容積脈波は，まず負荷前の指尖脈波を記録し，次に4℃の冷水の中に手を入れて十分冷やし，その後経時的に波形を記録し元に戻るまでみる検査である（図28）．通常波形は5分で元に戻るとされ，戻らない場合は血管反応性の障害を意味する．しかし，この検査は明らかにレイノー現象が存在するときには行ってはならない．

レイノー現象の治療

　軽症では日常生活上の指導が重要であるが，重症になるとそれに加え薬物療法や交感神経ブロックが必要になる．表61に一般的治療法を示す．

入院後経過

　発熱，血小板減少，動脈血ガスにてA-aDO2開大，胸部CTにて軽度の間質性肺炎，心エコーにて肺動脈圧の上昇，肺血流シンチにて中葉および両側下葉の血流低下を認めた．明らかな凝固異常は認められなかったが，プレドニゾロン40 mgに加えてヘパリン8,000単位開始したところ，発熱および呼吸苦，関節痛の改善を認めた．血小板減少およびA-aDO2は徐々に改善傾向を示し，胸部X線にて心胸郭係数は縮小，肺血流シンチにて血流改善，心エコーにおいても肺動脈圧の改善を認め，6月22日よりヘパリンからワーファリンに変更した．その後経過良好であったが，胸部CTにて間質性肺炎の増悪と両葉S5に肺底部および縦隔側に連続する20 mm大の不整形HDAを認め，BOOPと考えてメチルプレドニゾロンによるステロイドセミパルスを施行した．その後，胸部CT上HDA消失・間質性肺炎改善を認めた．経過良好であり徐々にステロイド減量し，35 mg/dayで退院となった．混

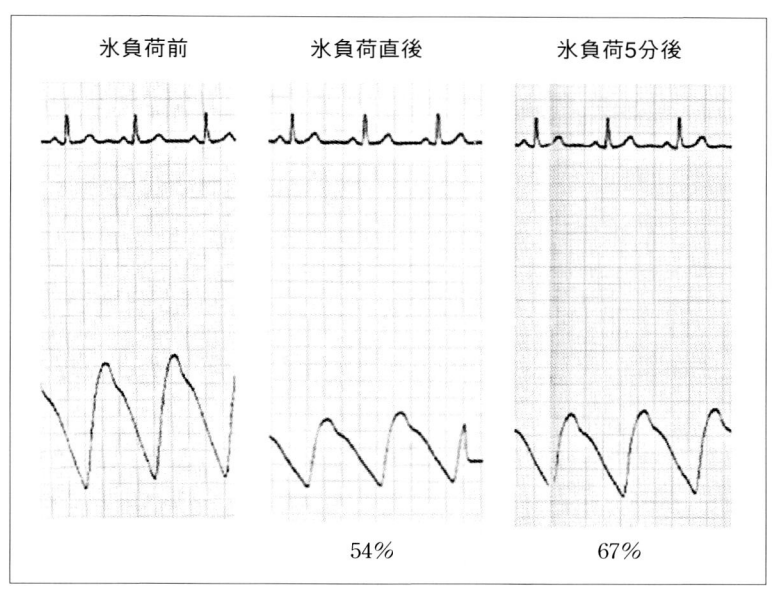

図28 指尖容積脈波（氷負荷を含む）

表61 レイノー現象の治療

軽症	禁煙，手ではなく体全体を保温する
	寒冷曝露を避ける（特に冬季のスポーツ），ビタミンE
中等症	プロスタグランジンE1・プロスタサイクリン経口投与
	セロトニンレセプター抑制薬
	ニフェジピンなどカルシウムチャネル遮断薬
	α1アドレナリン遮断薬，局所ニトログリセリン
重症 （手指潰瘍・急性虚血）	プロスタグランジンE1血管内投与，抗血小板薬
	カルシウムチャネル遮断薬最大量
	包帯で保護する：抗生物質を含む液体に患部をつける→空気乾燥→抗生物質の軟膏→包帯で包む
	交感神経遮断，微小血管の手術，手指交感神経切除
壊疽・潰瘍の感染	抗生物質，十分な疼痛コントロール（MSコンチンを含む）
	外科的デブリードマン，切断（最終的に）

Virginia D Steen ; Rheumatology Jhon H Klippel., Paul A Dieppe. 2nd ed. Mosby. 7. 12. 2. 1998より改変

合性結合組織病の診断から治療に至るプロセスを図30に示す。

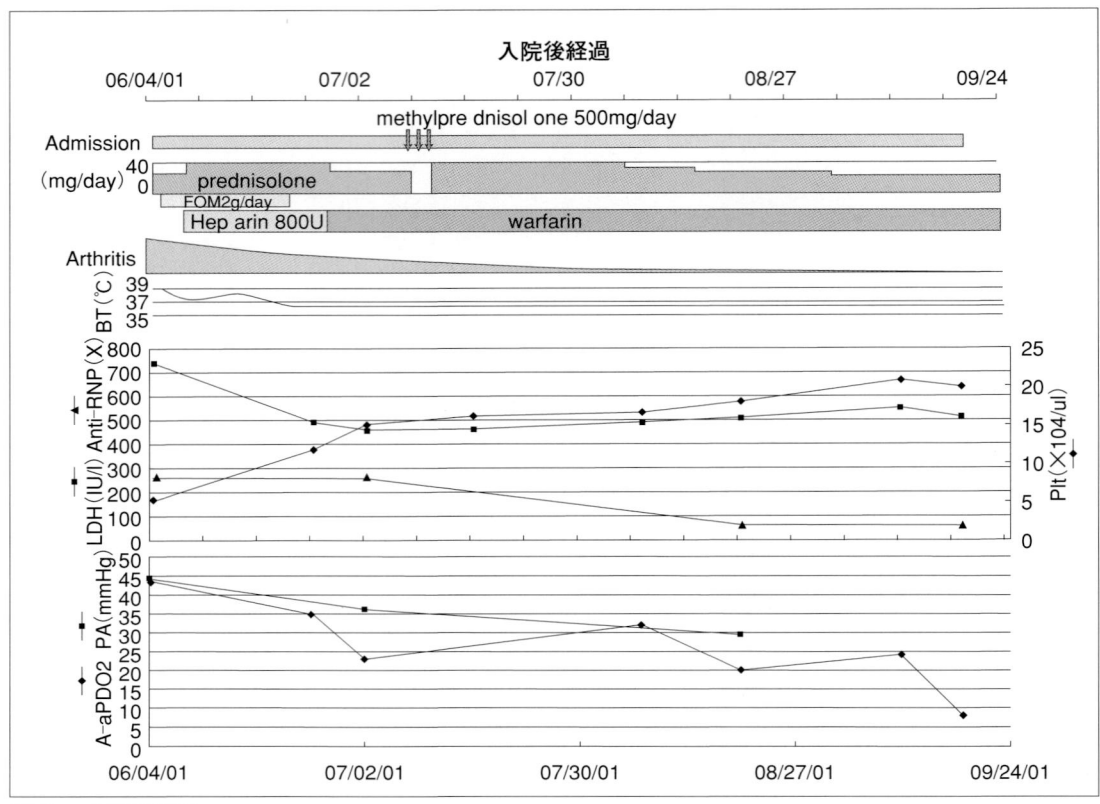

図 29 入院後経過

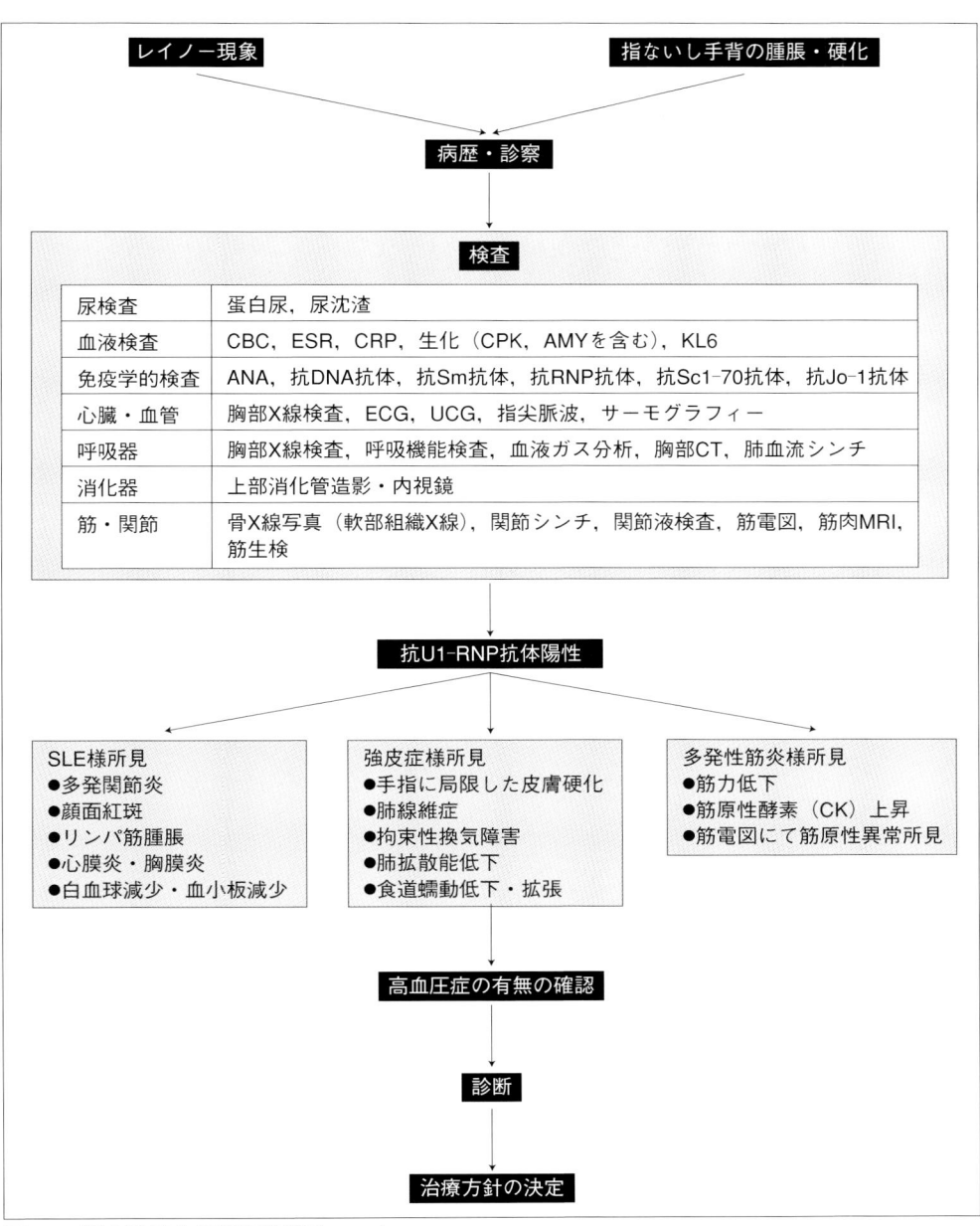

```
         レイノー現象                    指ないし手背の腫脹・硬化
              ↓                              ↓
                        病歴・診察
                            ↓
                          検査
   ┌──────────┬────────────────────────────────────────────┐
   │ 尿検査   │ 蛋白尿，尿沈渣                              │
   │ 血液検査 │ CBC，ESR，CRP，生化（CPK，AMYを含む），KL6  │
   │ 免疫学的検査 │ ANA，抗DNA抗体，抗Sm抗体，抗RNP抗体，抗Sc1-70抗体，抗Jo-1抗体 │
   │ 心臓・血管 │ 胸部X線検査，ECG，UCG，指尖脈波，サーモグラフィー │
   │ 呼吸器   │ 胸部X線検査，呼吸機能検査，血液ガス分析，胸部CT，肺血流シンチ │
   │ 消化器   │ 上部消化管造影・内視鏡                      │
   │ 筋・関節 │ 骨X線写真（軟部組織X線），関節シンチ，関節液検査，筋電図，筋肉MRI，筋生検 │
   └──────────┴────────────────────────────────────────────┘
                            ↓
                      抗U1-RNP抗体陽性
          ┌─────────────────┼─────────────────┐
          ↓                 ↓                 ↓
    SLE様所見           強皮症様所見         多発性筋炎様所見
    ●多発関節炎         ●手指に局限した皮膚硬化  ●筋力低下
    ●顔面紅斑           ●肺線維症           ●筋原性酵素（CK）上昇
    ●リンパ筋腫脹       ●拘束性換気障害     ●筋電図にて筋原性異常所見
    ●心膜炎・胸膜炎     ●肺拡散能低下
    ●白血球減少・血小板減少 ●食道蠕動低下・拡張
                            ↓
                    高血圧症の有無の確認
                            ↓
                          診断
                            ↓
                     治療方針の決定
```

図30 混合性結合組織病診断チャート

(山中　健次郎)

CASE 17 SSc
systemic sclerosis
全身性強皮症

●本症例の特徴
レイノー現象にて発症した典型的な diffuse type の全身性強皮症（SSc）である
間質性肺炎，食道拡張，逆流性食道炎，軽症の筋炎の合併を認めた症例

●症例：69 歳　女性
主訴：皮膚硬化，労作時呼吸困難
現病歴：2000 年 2 月レイノー現象出現。6 月には手指，手背の腫脹を認めた。手指，手背は徐々に皮膚硬化が進み，2001 年 1 月には，両手指の屈曲拘縮，指尖潰瘍を認めた。またこの頃より喀痰を伴わない咳嗽が出現し，労作時呼吸困難も加わり徐々に増悪したため 5 月 31 日近医受診。強皮症を疑い当科を紹介され 6 月 1 日入院となる。
既往歴：45 歳　高血圧
アレルギー歴：特記すべきことなし
家族歴：特記すべきことなし

●入院時現症
身長：150.5 cm，体重：52.5 kg，体温：36.7 ℃
血圧：134/76 mmHg，脈拍：106/分・整
眼瞼結膜：貧血なし，眼球結膜：黄疸なし
口腔内：潰瘍認めず，舌小帯短縮なし
表在リンパ節：触知せず
胸部：心音正常，心雑音認めず

　　　　　背側両下肺部に捻髪音（fine crackle）聴取
腹部：腸音低下，圧痛なし，肝脾腫認めず
四肢：両手指・手背腫脹あり（**写真29**），右第2指に指尖潰瘍あり
　　　両下腿・足背に軽度浮腫あり
皮膚所見：皮膚硬化あり（skin score 参照）
　　　　　背部に色素沈着
　　　　　爪郭（nailfold）毛細血管拡張，出血を認める（**写真30**）
神経学的所見：異常なし
関節：両膝関節痛を認めるも腫脹なし
　　　乾燥症状なし，日光過敏なし，脱毛なし，筋痛なし

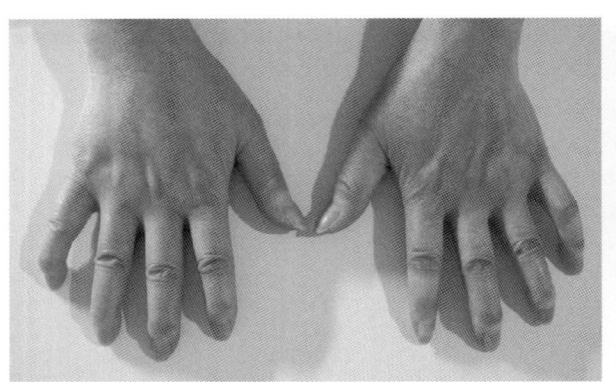

写真31　両手指の硬化と腫脹（巻頭カラー参照）

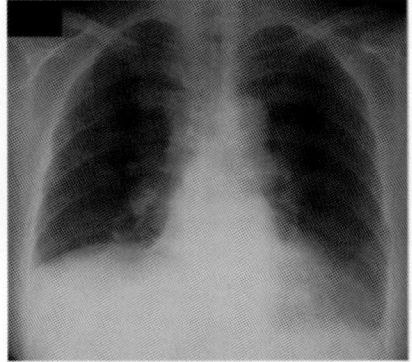

写真33　間質性肺炎像（両下肺野）

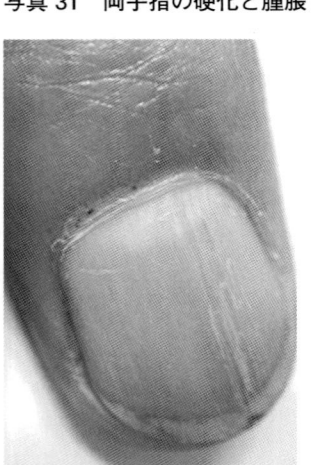

写真32　爪郭（nailfold）毛細血管拡張，出血（巻頭カラー参照）

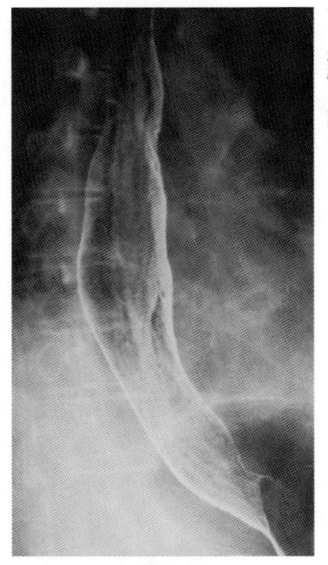

MDL（ブスコパン等の前処置なし）により食道蠕動運動低下・拡張を認める。

写真34　食道拡張像

検査所見

Urinalysis
Protein	15 mg/dl
Sugar	(−)
WBC	1–4/H
RBC	0–1/H
O.B.	(−)
C.Cast	(−)

Stool
O.B.	(−)

Peripheral blood
WBC	8,640/μl
Neu	80.5%
Lymp	7.5%
Eosino	2.0%
Baso	0.5%
Mono	9.5%
RBC	372×10⁴/μl
Hb	11.0 mg/dl
Ht	32.7%
Plt	43.8×10⁴/μl
Ret	5.3‰
ESR	72 mm/hr

Coagulation
PT	72%
aPPT	33 sec

Chemistry
TP	7.1 g/dl
ALB	2.6 g/dl
T-Bil	0.3 mg/dl
GOT	33 IU/l
GPT	25 IU/l
ALP	127 IU/l
γ-GTP	8 U/l
LDH	734 IU/l
BUN	7.3 mg/dl
Cr	0.43 mg/dl
UA	2.8 mg/dl
Na	131 mEq/l
K	4.0 mEq/l
Cl	98 mEq/l
CPK	633 IU/l
AMY	27 U/l
ALD	14.2 IU/l/37℃
KL-6	473

Serology
CRP	1.5 mg/dl
IgG	3,099 mg/dl
IgA	226 mg/dl
IgM	128 mg/dl
CH50	37.2
C3	99 mg/dl
C4	15 mg/dl
IC (C3d)	25.2 μg/ml
ANA	>1,280× (H&S)
Anti DNA ab	<2 IU/ml
Anti RNP ab	(−)
Anti SS-A ab	(−)
Anti Jo-1 ab	(−)
Anti Scl-70 ab	64×
RF	49 U/ml

BGA
pH	7.46
PaCO₂	39.9 mmHg
PaO₂	77.7 mmHg
HCO₃⁻	28.2 mEq/l

24hCcr 72.1 ml/min

RFT
VC	1.28l
%VC	57.7%
FEV1.0	0.92l
FEV1.0%	73.36
%DLCO	55.0%
%DLCO/VA	86.4%

胸部X線：両下肺に網状陰影，スリガラス影を認める 肺尖部・肺門部に石灰化像を認める（**写真31**）
腹部X線：小腸ガス像を認める
心電図：洞性頻脈
胸部CT：少量の右側胸水，両下肺にスリガラス影を認める，縦隔・両肺門のリンパ節石灰化を認める
腹部CT：肝門部・傍大動脈・回盲部の石灰化
心エコー：肺高血圧所見なく，他に異常所見認めず
MDL：食道の拡張・蠕動運動低下認める，胃・十二指腸に所見認めず（**写真32**）
胃内視鏡：下部食道に逆流性食道炎を認める
Gaシンチ：特異的な集積認めず

診　断

　まずレイノー現象で発症し，続いて手指腫脹，手指硬化，そして全身の皮膚硬化と進展した．これは全身性強皮症の典型的な進展のしかたである．検査所見では抗Scl-70抗体陽性であり，diffuse typeの全身性強皮症を疑った．合併症としては間質性肺炎，食道拡張，逆流性食道炎，軽症の筋炎を認めた．一般に，強皮症の診断はアメリカリウマチ学会の全身性硬化症の分類基準（表62）を用い行われるが，本症は大基準の近位部の強皮症を認め，小基準の手指硬化，指尖潰瘍，間質性肺炎すべての基準を満たし，強皮症と診断した．本邦の強皮症の難病認定基準（表63）には，小基準4として抗Scl-70抗体もしくは抗セントロメア抗体陽性が追加されている．その場合，大基準を満たすか，大基準を満たさない場合，小基準1陽性かつ2～4項目中1項目陽性であるものを強皮症と診断する．本症例は抗Scl-70抗体陽性であり本邦の難病認定基準もすべて満たした．また除外項目も認めなかった．

強皮症の分類

　強皮症において皮膚症状は必須のものであり，診断には不可欠である．その分類として全身性強皮症と限局性強皮症（Morphea）に分けられる．さらに全身性強皮症を限局性（limited type）とびまん性（diffuse type）に分類する（表64・65）．一般に前者では線維化病変が強く出現するのに対し，後者では炎症性病変が全面に出る傾向がある．また，前者では抗セントロメア抗体が，後者では抗Scl-70抗体（抗トポイソメラーゼ1抗体）が高率に出現する．強皮症においての抗核抗体の検査は，その診断に有用なだけでなく，強皮症の病態とも相関が認められ分類においても有用である（表66）．本症例は抗Scl-70抗体陽性であり，びまん型SSc，肺線維症が認められた．

表62　全身性硬化症（強皮症）の分類基準（アメリカリウマチ学会）

A. 大基準	
	近位部の強皮症（proximal scleroderma）．指の皮膚および中手指関節あるいは中足趾節関節より近位の皮膚の対称性の肥厚，緊張，および硬化．変化は肢全体，顔面，頸部および体幹（胸腹部）に及ぶことがある．
B. 小基準	
	1. 手指硬化（sclerodactyly）．上述の皮膚変化が手指に限局する．
	2. 指の陥凹性瘢痕，あるいは手指の膨らみの喪失（digital pitting scars or loss of substance from the finger pad）．虚血性変化としての指尖部陥凹あるいは指の膨らみの喪失．
	3. 両肺基部の肺線維症（bibasilar pulmonary fibrosis）．標準胸部X線撮影で，肺基底部にもっとも著明な両側性の線状あるいは線状結節状陰影からなる網目状所見がみられる．びまん性の斑状あるいは「蜂窩状肺（honeycomblung）」のようにみえることもある．これらの所見が原発性肺疾患によるものであってはならない．

臨床研究，疫学調査，およびその他の研究においては，大基準1項目，あるいは小基準2項目以上を満たすときに全身性硬化症（強皮症）とする．限局性の強皮症，好酸球性筋膜炎，および種々の偽性強皮症はこれらの基準から除外する．
Arthritis Rheum 23：581-590, 1980 より抜粋

表63 強皮症の認定基準

【主要項目】
（1）大基準 　　手指あるいは足趾を越える皮膚硬化*1 （2）小基準 　　① 手指あるいは足趾に限局する皮膚硬化 　　② 手指尖端の陥凹性瘢痕，あるいは指腹の萎縮*2 　　③ 両側性肺基底部の線維症 　　④ 抗トポイソメラーゼⅠ（Sc1-70）抗体はまたは抗セントロメア抗体陽性 （3）除外基準 　　① ※1　限局性強皮症（いわゆるモルフィア）を除外する 　　② ※2　手指の循環障害によるもので，外傷などによるものを除く （4）診断の判定 　　大基準を満たすものを強皮症と診断する 　　大基準を満たさない場合は，小基準の①かつ②～④のうち1項目以上を満たすものを強皮症と判断する

難病情報センター（財団法人難病医学研究財団 http://www.nanbyou.or.jp/pdf/019_s.pdfより）

表64 強皮症の分類

びまん性全身性強皮症	・顔面/頸部，躯幹，対称性に手指，手，上腕および下腿を含み四肢近位部に及ぶ皮膚肥厚がある ・レイノー現象の発現後，急速な疾患発症 ・重大な内臓疾患：肺，心臓，消化管または腎臓 ・抗核抗体と関連しており，抗セントロメア抗体が認められない ・疾患の経過は多様であるが，全般的に予後不良である：10年生存率は40～60%
限局性全身性強皮症	・皮膚肥厚は，手指，遠位部上腕（肘より遠位），下腿（膝より遠位），対称性顔面/頸部に限定される。 ・レイノー現象の発現後に疾患は進行する ・顕著な高血圧症と指切断を伴った晩発性内臓疾患 ・CREST症候群 ・抗セントロメア抗体との関連 ・予後は比較的良好：10年生存率は≧70%
重複症候群および混合性結合組織病	・他の結合組織病の1つ以上の典型的な特徴を有するびまん性または限局性の強皮症 ・混合性結合組織病，抗U1RNP抗体が存在する特徴を有する
不確定結合組織病	・全身性強皮症（強皮症）の特徴を有し，診断を下す明確な臨床所見または検査所見がない患者
限局性強皮症	・モルフィア：皮膚および皮下組織に線維性プラークを認め，全身性疾患がない ・線状強皮症：縦の帯状の線維化か主に四肢に現れ，皮膚および深部に及ぶ
皮膚症状を認めない強皮症	・臓器障害，血管障害，血性学的検査異常より強皮症が示唆されるが，皮膚障害を認めないもの

日本リウマチ学会編：リウマチ入門第12版［日本語版］日本リウマチ学会，東京，pp420, 2003より一部改変．

表65 強皮症の臨床症状

臓器病変	Diffuse type SSc (%)	Limited type SSc (%)
皮膚硬化	100	95
毛細血管拡張	30	80
石灰沈着	5	45
レイノー現象	85	95
関節痛・炎	80	60
腱のfriction rub	65	5
筋障害	20	10
食道蠕動運動低下	75	75
間質性肺炎・肺線維症	35-59 通常非進行性	35 進行の可能性あり
肺高血圧症	<1	12
うっ血性心不全	10	1
腎クリーゼ	15	1

Clemennts PJ, Frust DE : Systemic Sclerosis. Baltimore, Williams & Wilkins, 1996.

表66 強皮症関連の自己抗体

自己抗体	頻度（%）	疾患，病態との間違い
抗Scl-70抗体（抗トポイソメラーゼ1抗体）	20〜40	びまん型SSc特異的，肺線維症。SSc重症度と相関。
抗セントロメア抗体	15〜25	限局型SScで高率に出現。CREST症候群に特異的。
抗U1-RNP抗体	10〜15	SScでも出現あり。レイノー現象，肺高血圧症と相関。MCTDとの鑑別必要。
抗RNAポリメラーゼ抗体	5	SScの6%に出現。抗RNAポリメラーゼ1抗体はびまん型SSc例に出現。
抗核小体抗体	15	頻度は低いが，SSc特異的。一部レイノー現象のみを有する症例でも検出される。

高崎芳成：抗核抗体．最新内科学大系24巻（狩野庄吾，他，編）中山書店，東京pp. 34, 1993より一部改変．

強皮症の皮膚所見（表67）

　全身性強皮症は，一般的に初期の段階で手，指，足，および脚の腫脹（puffines）とレイノー現象が出現する。この時期には，皮膚掻痒感，またぴりぴりとした痛みを感じることがある。さらに進行すると手および足に皮膚硬化（肥厚）が始まり，滑らかになり，つっぱって動きにくくなる。この時期には皮膚乾燥，掻痒感を認めることがある。最終的には皮膚は萎縮し菲薄化する。

皮膚硬化（線維化性皮膚疾患）を認める疾患

　強皮症，好酸球筋膜炎，リプトファン誘発好酸球増加筋痛症候群，移植片対宿主病（GVHD），晩発性皮膚ポルフィリン症，カルチノイド症候群，硬化性粘液水腫，萎縮性苔癬硬化症，ブレオマイシ

表67 強皮症の皮膚病変

手指硬化症	滑らかで，光沢があり，指先が細くなりピーンと張りがあり，MCPから指先までの皮膚に硬化を認める。
関節拘縮	主に小関節におこるが，ときに大関節にもおこる。手の拘縮は「鷲手」となることがある。
皮膚潰瘍	通常指，指尖，くるぶし，および中手指節関節の伸側に形成され，感染をおこすことがあり注意が必要。
顔面病変	進行するとてかてかし，唇は薄くなり，口周辺に放射状の溝ができ，頬はくぼみ，口は嘴のようになり，やつれた顔貌となる。表情に乏しく見えるため患者とのコミュニケーションには注意が必要。
色素異常	一般的なのは 硬化病変領域の炎症後の色素沈着増加あるいは色素沈着減少であるが，まれにアジソン病で生じるような全身の色素沈着を認めることもあり。また，逆に，色素脱失をきたしたり，色素沈着と色素脱失が混在したりすることもある。
毛細血管拡張（telangiectases）	顔面，唇，手，口腔粘膜，および上部体幹で生じる。広視野の顕微鏡で認められる爪郭nailfoldの毛細血管の異常と強皮症の内臓病変の合併の程度とは高い相関関係があるとされる。
皮膚石灰沈着	一般に強皮症の経過中の後期に生じ，通常関節上の皮膚に限られる。CREST症候群では石灰沈着を比較的高頻度に認める。

ン誘発硬化症，塩素消毒された炭化水素によって誘発された硬化症（ポリ塩化ビニル），職業上の外傷，原発性アミロイドーシス，線状強皮症，ウェルナー症候群，フェニルケトン尿症，有毒な油症など，頻度は低いものの，多くの疾患がある。特徴的皮膚像を**写真35〜37**に示す。

強皮症と間質性肺疾患

　強皮症に合併する間質性肺炎・肺線維症はUIPのことが多く，通常皮膚硬化に続発して発症する。初期は無症状か軽度の乾性咳のみのことが多く，ある程度進行して初めて労作時呼吸困難・易疲労が出現する。最終的には蜂窩肺に至る。検査所見ではLDHやKL-6の上昇を認めるが，臨床的には胸部聴診により背側下肺の吸気のfine crackleやVelcro rale（間質性肺炎の早期から認められる）を確認することが重要である。強皮症の間質性肺炎は通常の場合，下肺野に限局し，進行も遅い。この場合は特にステロイド薬投与の必要はない。しかしながら，その15％には進行性の間質性肺炎も認められステロイド薬投与，ときにステロイドパルス療法，シクロフォスファミドの投与が必要となる。
　膠原病と肺間質病変につき**表68**に示す。

強皮症と腎疾患

　新たな高血圧発症，網膜の高血圧性変化，急性な腎不全（尿蛋白・血尿・高BUN血症），血漿レニン活性の上昇，時に血栓性血小板減少や溶血性貧血の合併を認めるものを高血圧性強皮症腎クリーゼと呼び，強皮症患者の約5％に認める。通常Diffuse typeの全身性強皮症に認められ，強皮症の初期，寒い時期の発症が多いとされる。また大量のステロイド投与はリスクとなりうる。その病理は悪性高血圧と類似し，まず腎臓の血管内皮細胞が障害され，そこに血小板凝集がおこり内膜の変性，内腔の狭窄を引きおこし，高レニン血漿となり高血圧を呈するようになるとされる。よって治療は

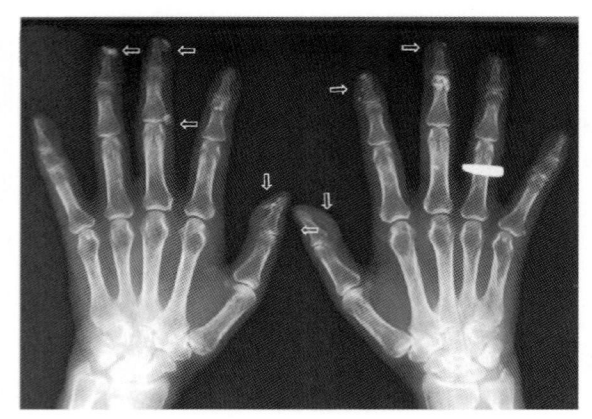

写真35　石灰沈着
CREST症例に認められた指尖，関節部の石灰沈着（矢印）。

写真36　爪上皮延長（巻頭カラー参照）
強皮症患者の爪上皮延長（矢印），指の短縮。

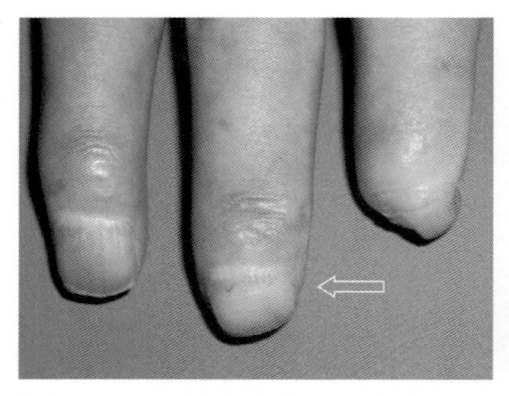

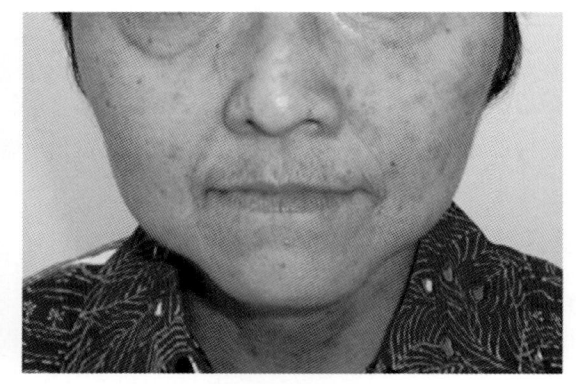

写真37　毛細血管拡張（巻頭カラー参照）
強皮症患者（48歳）顔面の斑状の毛細血管拡張と口唇周囲の皺。
表情が乏しく，また年齢よりも老けて見えることがある。

ACE阻害薬やARB薬による血圧コントロールであるが，血栓性血小板減少を認めるときは血漿交換が必要となる。

強皮症と消化器疾患

　もっとも多く認められるのが，食道蠕動運動低下，食道拡張，逆流性食道炎である。進行すると誤飲を認めるようになる。その発症の機序として，まず血流障害による神経障害，そして平滑筋の萎縮，線維化がおこり，胃液の逆流がおこりやすくなると考えられている。通常ブスコパンなどの前処置を行わないバリウムによる上部消化管造影検査により証明される。薬物治療はH₂ブロッカーやプロトンポンプインヒビターによる胃酸分泌抑制薬や，プリンペラン®やガスモチン®などが有用と考えら

表68 間質性肺炎の鑑別診断

臨床診断	組織学的	胸部X線所見上の特徴	定型的なCT病変分布と所見	CT所見による鑑別診断対象	膠原病との関連
IPF/CFA	UIP	肺容積減少を伴う末梢,肺底部優位の網状影	末梢,胸膜直下,肺底部。網状影,蜂巣肺牽引性気管支拡張/細気管支拡張：構造の歪み部分的なスリガラス状陰影	石綿肺膠原病肺過敏性肺臓炎（慢性）サルコイドーシス	RA、SLE、SSc、PM/DM、SS、MCTD、MPO-ANCA関連
NSIP	NSIP	スリガラス状陰影および網状影	末梢,胸膜直下,肺底部対称性.スリガラス状陰影,不規則線状影浸潤影	DIP、DIP、COP過敏性肺臓炎	RA、SLE、PM/DM、SS、MCTD
COP/BOOP	OP	斑状,両側性の浸潤影	胸膜直下/気管支周囲。斑状の浸潤影/結節影	感染症、血管炎、サルコイドーシス気管支肺脱腺癌、リンパ腫、好酸球性肺炎、NSIP	RA、PM/DM、SS
AIP	DAD	進行性のびまん性スリガラス状陰影/浸潤影	びまん性.しばしば小葉単位で病変を欠く浸潤影スリガラス状陰影,後期には気管支	肺水腫、肺炎、急性好酸球性肺炎	RA、PM/DM
DIP	DIP	スリガラス状陰影	下部野、ほとんどの症例で末梢優位.スリガラス状陰影網状線状陰影	RB-ILD過敏性肺臓炎サルコイドーシス、PCP	
RB-ILD	RB	気管支壁肥厚スリガラス状陰影	びまん性.気管支壁肥厚小葉中心性分布の小結節影斑状のスリガラス状陰影	DIP、NSIP、過敏性肺臓炎	
LIP	LIP	網状影,小結節影	びまん性小葉中心性分布の小結節影スリガラス状陰影小葉間隔壁と気管支血管束薄壁嚢胞	サルコイドーシス、癌性リンパ管炎肺好酸球性肉芽腫	SS

IPF：idiopathic pulmonary fibrosis（特発性肺線維症）
AIP：acute interstitial pneumonia（急性間質性肺炎）
UIP：usual interstitial pneumonia（通常型間質性肺炎）
NSIP：nonspecific interstitial pneumonia（非特異的間質性肺炎）
COP：cryptogenic organizing pneumonia（特発性器質化肺炎）
BOOP：bronchiolitis obliterans organaizing pneumonia（器質化肺炎を伴う閉塞性細気管支炎）
OP：organizing pneumonia（器質化肺炎）
AIP：acute interstitial pneumonia（急性間質性肺炎）
DAD：diffuse alveolar damage（びまん性肺胞領域障害）
DIP：desquamative interstitial pneumonia（剥離性間質性肺炎）
CFA：cryptogenic fibrosing alveolitis（特発性線維化肺胞炎）
RB-ILD：respiratory bronchiolitis interstitial lung disease（呼吸細気管支炎に伴う間質性肺疾患）
RB：respiratory bronchioiitis（呼吸細気管支炎）
LIP：lymphoid interstitial pneumonia（非特異型間質性肺炎）

長井苑子：概念、病型分類、間質性肺炎─びまん性疾患（呼吸器病New Approach 7）. 永井厚志、太田健、飛田渉編：p25、メディカルビュー社、東京、2002

れている。日常生活では食後2〜3時間は横にならない, $10\,cm$ 程度のベッドアップなどを指導する。蠕動運動低下は大腸においても認められ, 栄養吸収障害や腸内細菌の過度な増殖を引き起こす。

治　療

　強皮症の病態別の治療を**表69**にまとめた。本症例では，オパルモン 30 μg，D-PC300 *mg*（200 *mg* より開始）投与。また，間質性肺炎，筋炎所見も認められたことより，プレドニゾロン 30 *mg/day* を併用した。プレドニゾロンの強皮症自体への効果は，急性期（浮腫期）には皮膚炎，浮腫の軽減に対してある程度認められることがある。本症例も以上の治療により間質性肺炎の軽快，CPK の正常化，手指・手背・足背の腫脹の軽減をみ，関節屈曲時の疼痛も消失した。よって，プレドニゾロン 27.5 *mg/day* まで減量後 7 月 23 日退院となった。爪郭（nailfold）毛細血管拡張，出血などが認められる場合，内臓病変を合併することが多いが，本症例でも間質性肺炎（と筋炎）を認めた。また爪郭（nailfold）毛細血管の異常所見は，治療により合併症の軽快とともに改善をみている。皮膚硬化の評価は，skin score（図 31）が有用であるが，本症例では，入院時 39 より退院時 33 まで低下した。プレドニゾロンの一時的影響の可能性もあり，長期的な観察が必要である。

　強皮症診断へのチャートを図 33 に示す。

表 69　強皮症の治療

病態	Steroid（PSL換算：mg）	m-PSL pulse	IS	その他の治療
腎クリーゼ				ACE阻害薬による血圧コントロール
血圧正常の腎不全	（≧30にて血圧正常の高血圧発症の危険性あり）			
急性間質性肺炎	≧30	ときに併用	ときに併用	
肺線維症				D-PC（ときに有効）
浮腫期の関節痛・筋肉痛	≦10			
皮膚硬化（慢性期）				D-PC，無効例でコルヒチン
皮膚硬化（早期・浮腫期）	≦20			

```
TOTAL SKIN SCORE BY PALPATION                    TOTAL SKIN SCORE BY PALPATION
Date:     H13/6/1（入院時）                        Date:     H13/7/20（退院時）
Name of Pt:                                       Name of Pt:
Name of Exam:                                     Name of Exam:
     Rt.                          Lt.                  Rt.                          Lt.
     0 1 2 ③ 4   Finger      0 1 2 ③ 4            0 1 ② 3 4   Finger      0 1 ② 3 4
     0 1 2 ③ 4   Hands       0 1 2 ③ 4            0 1 ② 3 4   Hands       0 1 ② 3 4
     0 1 ② 3 4   Forearms    0 1 ② 3 4            0 1 ② 3 4   Forearms    0 1 ② 3 4
     0 ① 2 3 4   Arms        0 ① 2 3 4            0 ① 2 3 4   Arms        0 ① 2 3 4
     0 ① 2 3 4   Shauller    0 ① 2 3 4            0 ① 2 3 4   Shauller    0 ① 2 3 4
     ⓪ 1 2 3 4   Neck                              ⓪ 1 2 3 4   Neck
     0 ① 2 3 4   Face                              0 ① 2 3 4   Face
     0 1 ② 3 4   Chest                             0 1 ② 3 4   Chest
     ⓪ 1 2 3 4   Breams      ⓪ 1 2 3 4            ⓪ 1 2 3 4   Breams      ⓪ 1 2 3 4
     0 1 ② 3 4   Ab domen                          0 1 ② 3 4   Ab domen
     0 ① 2 3 4   Upper Back                        0 ① 2 3 4   Upper Back
     0 ① 2 3 4   Lower Back                        0 ① 2 3 4   Lower Back
     0 ① 2 3 4   Thighe      0 ① 2 3 4            0 ① 2 3 4   Thighe      0 ① 2 3 4
     0 ① 2 3 4   Legs        0 ① 2 3 4            0 ① 2 3 4   Legs        0 ① 2 3 4
     0 1 ② 3 4   Feet        0 1 ② 3 4            0 ① 2 3 4   Feet        0 ① 2 3 4
     0 1 ② 3 4   Toes        0 1 ② 3 4            0 1 ② 3 4   Toes        0 1 ② 3 4
              Total   39                                    Total   33
0:nomal skin, 1:mild, 2:moderate, 3:sever, 4:extreme skin thickening    0:nomal skin, 1:mild, 2:moderate, 3:sever, 4:extreme skin thickening
```

図 31 本性例のtotal skin score

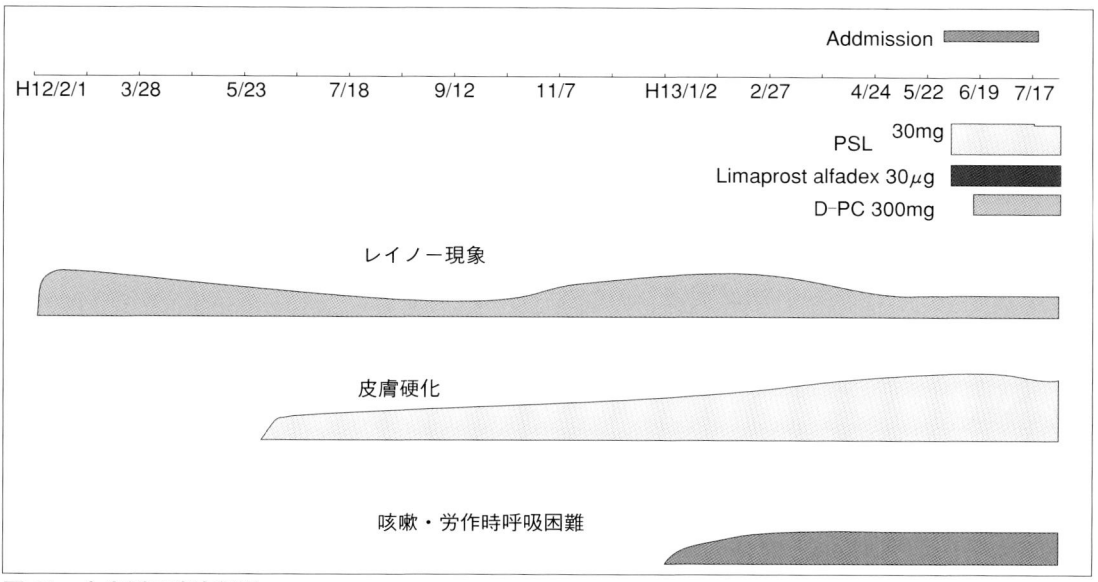

図 32 本症例の臨床経過

17. SSc

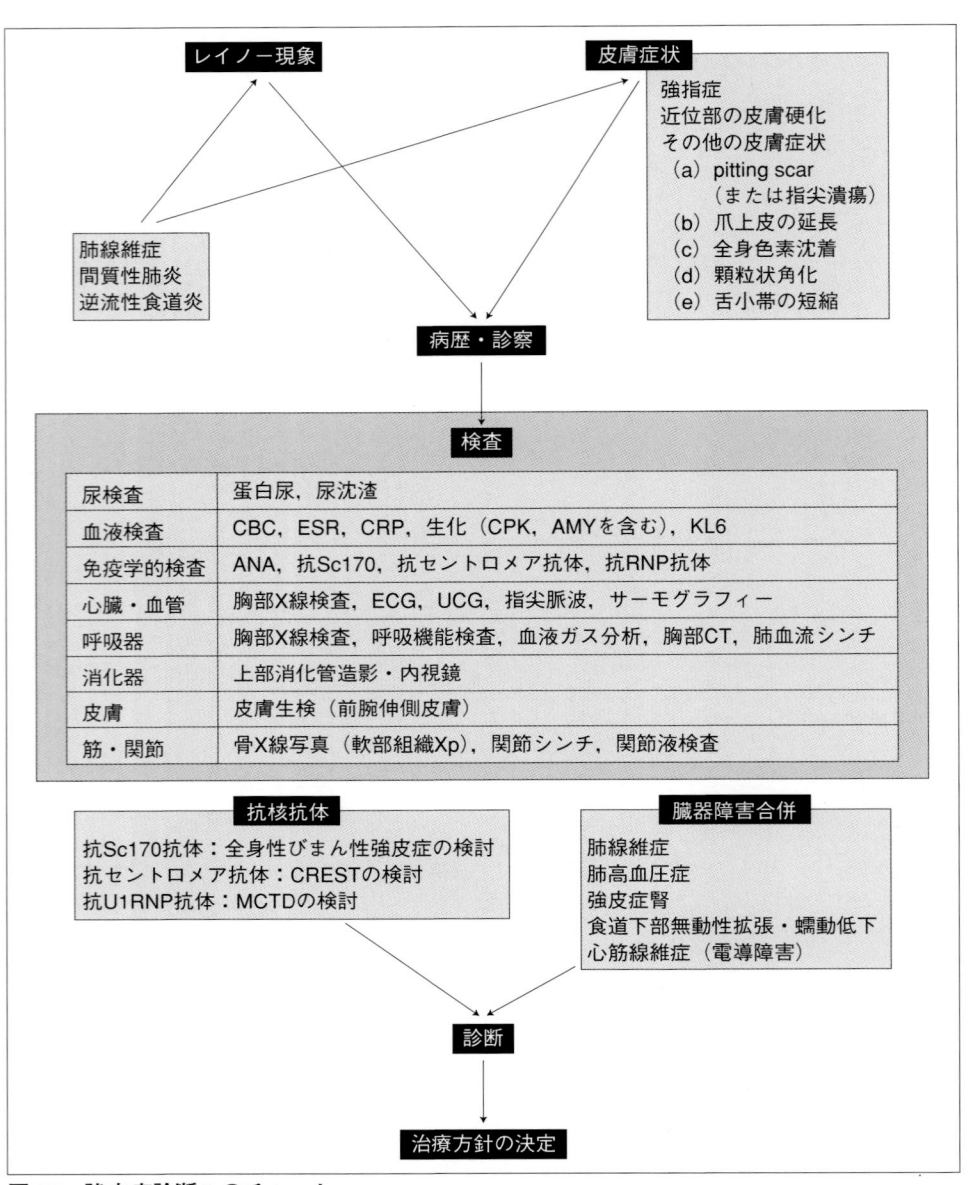

```
┌─────────────────────────────────────────────────────────────────────┐
│       レイノー現象              皮膚症状                              │
│                              強指症                                  │
│                              近位部の皮膚硬化                        │
│                              その他の皮膚症状                        │
│                                (a) pitting scar                     │
│    肺線維症                        （または指尖潰瘍）                │
│    間質性肺炎                  (b) 爪上皮の延長                      │
│    逆流性食道炎                (c) 全身色素沈着                      │
│                                (d) 顆粒状角化                        │
│                                (e) 舌小帯の短縮                      │
│                                                                      │
│                         病歴・診察                                   │
│                                                                      │
│                         検査                                         │
│  ┌──────────┬──────────────────────────────────────────────────┐    │
│  │ 尿検査    │ 蛋白尿, 尿沈渣                                    │    │
│  │ 血液検査  │ CBC, ESR, CRP, 生化（CPK, AMYを含む）, KL6        │    │
│  │ 免疫学的検査│ ANA, 抗Scl70, 抗セントロメア抗体, 抗RNP抗体     │    │
│  │ 心臓・血管│ 胸部X線検査, ECG, UCG, 指尖脈波, サーモグラフィー│    │
│  │ 呼吸器    │ 胸部X線検査, 呼吸機能検査, 血液ガス分析, 胸部CT, 肺血流シンチ│
│  │ 消化器    │ 上部消化管造影・内視鏡                            │    │
│  │ 皮膚      │ 皮膚生検（前腕伸側皮膚）                          │    │
│  │ 筋・関節  │ 骨X線写真（軟部組織Xp）, 関節シンチ, 関節液検査   │    │
│  └──────────┴──────────────────────────────────────────────────┘    │
│                                                                      │
│      抗核抗体                        臓器障害合併                    │
│  抗Scl70抗体：全身性びまん性強皮症の検討    肺線維症                 │
│  抗セントロメア抗体：CRESTの検討            肺高血圧症               │
│  抗U1RNP抗体：MCTDの検討                    強皮症腎                 │
│                                             食道下部無動性拡張・蠕動低下│
│                                             心筋線維症（電導障害）   │
│                                                                      │
│                         診断                                         │
│                                                                      │
│                    治療方針の決定                                    │
└─────────────────────────────────────────────────────────────────────┘
```

図33 強皮症診断へのチャート

（山中　健次郎）

CASE 18 AOSD
adult onset Still's disease
成人Still病

●本症例の特徴
発熱，関節痛を主訴に入院
当初不明熱と考えたが，発熱時の皮疹，白血球増加，リンパ節腫脹，脾腫，咽頭痛，胸膜炎，ANA 陰性，フェリチン高値を認め，成人 Still 病と診断した
ステロイド薬に加えシクロスポリン A が奏効した症例

●症例：55歳　女性
主訴：発熱，咽頭痛
現病歴：1994 年 4 月多関節痛出現。近医受診したところ，慢性関節リウマチを疑われ NSAIDs による加療受ける。症状軽快したため，約 1 ヵ月の治療で中断。1996 年 8 月 20 日より発熱（39 ℃を超える），咽頭痛，多関節痛（両手指関節・両足関節）出現。近医にて NSAIDs，抗菌薬など投与されるも改善なく，8 月 28 日当科受診し，同日入院となった。
家族歴：父　胃癌
既往歴：特記すべきことなし
アレルギー歴：特記すべきことなし

●入院時現症
身長：160 cm，**体重**：58.5 kg，**体温**：39.5 ℃，
血圧：102/60 mmHg，**脈拍**：90/分・整
眼瞼結膜：貧血なし，**眼球結膜**：黄疸なし
咽頭軽度発赤，左頸部リンパ節腫脹あり（1 個，示指頭大）
胸部：心音正常，呼吸音正常，**腹部**：異常なし，肝脾触知せず
発熱時に顔面，体幹部に赤桃色の紅斑あり（一部融合傾向）（**写真 38**）
手指，足趾，四肢の関節変形なし

検査所見

Urina Lysis
Protein	(—)
Sugar	(—)
WBC	(—)
RBC	1-4/H
O. B.	1-4/H
Cellar cast	(—)
便潜血	(—)

CBC
WBC	11,200/μl
seg	70.5%
hand	5.0%
Lymp	16.0%
Eosinu	1.0%
RBC	473×10⁴/μl
Hb	13.2 g/dl
Ht	41.3%
Plt	20.4×10⁴/μl
ESR	42 mm/hr

Coagulation
APTT	30 sec
PT	111%

Chemistry
TP	7.3 g/dl
Alb	3.8 g/dl
GOT	42 IU/l
GPT	23 IU/l
LDH	657 IU/l
ALP	190 IU/l
γ-GTP	22 IU/l
CPK	65 IU/l
BUN	9.6 mg/dl
Cre	0.81 mg/dl
Na	139 mEq/l
K	4.1 mEq/l
Cl	103 mEq/l
CEA	2.4 ng/ml
AFP	5 mg/ml
CA19-9	8 U/ml
フェリチン	3,000 ng/ml以上

Virus
EBV VCR IgG	160倍
EBV VCR IgM	10未満
EBV EBNA	10倍
CMV IgM	10未満

Serology
CRP	15.8 mg/dl
IgG	1,408 mg/dl
IgA	282 mg/dl
IgM	53 mg/ml
CH50	46.1
C3	124 mg/dl
C4	74 mg/dl
ANA	陰性
RAPA	陰性
IgG-RF	陰性
P-ANCA	陰性
C-ANCA	陰性
IC (C1q)	1.5 ug/ml以下
IC (C3d)	8.3 ug/ml

血液培養陰性（一般細菌・抗酸菌）

胸部X線：少量の両側胸水像
手指X線：n.p.
胸部CT：少量の両側胸水像
腹部エコー：mild splenomegaly
心臓エコー：normal study
Gaシンチ：normal study
ツベルクリン反応：弱陽性

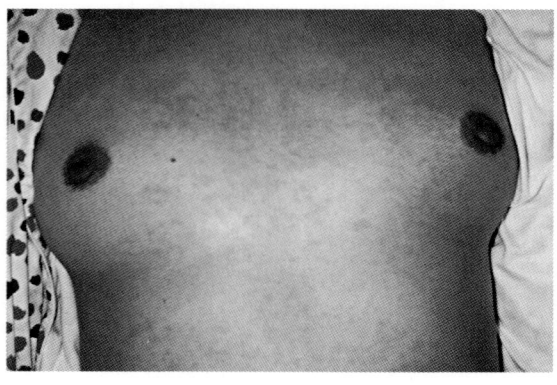

写真 38　AOSDの皮疹（巻頭カラー参照）
皮疹（サーモンピンク色）は発熱時に前胸部を中心に出現した。

診　断

　膠原病科・リウマチ科においては，本症のような関節痛・炎を伴う原因不明の発熱患者を受け持つことが多い．患者は入院2週間前から発熱（39℃を超える弛張熱），咽頭痛，多関節痛を認める．入院時には当初あった咽頭部痛も軽快しており，発熱の原因として，明らかな呼吸器系・尿路系・胆道系感染症を思わせる所見を認めず，また，関節痛は認めるものの，腫脹はなく感染性関節炎も否定的であった．診断のきっかけとなったのは発熱時に認められた皮疹で，それにより成人Still病を疑った．

　現在一般に，成人Still病の診断は，厚生労働省による「自己免疫疾患の病因・病態解析と新たな治療法の開発に関する調査研究班の診断基準」（表70）が用いられる．本症例は，先行する咽頭痛があり，39℃以上の発熱が1週間以上も続き，2週間以上関節痛が継続し，好中球優位の白血球増多を認め（好中球は入院後に著増し80％以上となった），頸部リンパ節腫脹，軽度ではあるが脾腫を認め，さらに，抗核抗体，リウマトイド因子は陰性で，明らかな膠原病を思わす所見も認めず，フェリチンも異常高値であった．これを診断基準に照らし合わせると大基準4項目，小基準2項目陽性であるが，その診断には除外診断が重要とされる．本症例は，繰り返し行われた血液培養の結果も陰性であり敗血症は否定的であり，血清学的検査よりアクティブなEBウイルス感染も否定された．さらに，抗好中球抗体陰性であり血管炎を思わせる所見もなく，結節性動脈周囲炎，顕微鏡的多発血管炎，悪性関節リウマチも否定的であった．悪性リンパ腫はリンパ節生検を行っておらず完全には否定できなかったが，全身Gaシンチグラフィーで集積を認めず否定的であった．以上をもって成人Still病と確定診断をした．

成人Still病の疾患概念

　そもそもStill病とは若年性関節リウマチのなかで，発熱，皮疹などの全身症状を主徴とする病型をいい，それが成人に発症したものを成人Still病とされる．臨床症状の特徴は，発熱，皮疹，多関節痛を主徴とし，肝障害，漿膜炎，間質性肺炎などの種々の内臓病変を伴う全身性炎症性疾患である．その病態の発現においては，IL-6をはじめとする炎症性サイトカインが過剰に産生され，高サイトカインが主要な役割を果たしていると考えられている．

成人Still病の皮疹

　成人Still病の皮疹は，隆起のない，あるいは，わずかに隆起した直径数ミリの紅色から赤桃色の紅斑で，発熱時に出現し，解熱時に消退するのを特徴とする．その分布は，散在性であり体幹や四肢近位部に多い．形状は一定せず，小紅斑と集簇/癒合した大きな紅斑が混在する．掻痒は一般に認めないが，Köbner現象（非病変部皮膚を線状に強くこすると，その線上に断続的な隆起性皮疹が出る反応）陽性のことが多い．

表 70　成人Still病の診断基準
【診断項目】

1）大基準	
	a）39℃以上の発熱が1週間以上持続する
	b）2週間以上持続する関節痛
	c）定型的皮疹
	d）白血球増多：1万/μl・以上，顆粒球80％以上
2）小基準	
	a）咽頭痛
	b）リンパ節腫脹または脾腫
	c）肝機能障害
	d）リウマトイド因子や抗核抗体が陰性
3）除外疾患	
	a）感染症（特に敗血症，伝染性単核症）
	b）悪性腫瘍（特に悪性リンパ腫）
	c）リウマチ性疾患（特に結節性多発性動脈炎，関節外症状を伴うリウマチ性血管炎）
4）参考項目	
	フェリチン値が高値（正常の5倍以上）を示す
［判定］	
大基準2つ以上を含む5項目以上の大・小基準を満たし，除外項目を否定できる場合に成人Still病と診断する	

厚生労働省，自己免疫疾患の病因・病態解析と新たな治療法の開発に関する調査研究班，1996.

治療

治療はNSAIDsや副腎皮質ステロイド薬が基本である。NSAIDsでコントロールできない場合，副腎皮質ステロイド薬を投与する。通常プレドニゾロン30〜50 mg/dayより投与開始するが，コントロールできない場合にはステロイドパルス療法や免疫抑制薬の投与となる。免疫抑制薬ではメトトレキサートの週1回投与が多く用いられているが，近年，高サイトカイン血症の是正の観点からみても，T細胞に働きIL-2産生の合成阻害とその後に連なる各種サイトカイン産生を抑制するサイクロスポリンA（CsA）投与の有効性が指摘されている。

鑑別診断と不明熱

成人Still病は発熱を主訴とする疾患であり，除外診断のため確定診断までに比較的時間を要し，また，定型的皮疹を呈さないものやフェリチン高値を認めないものもあり，不明熱として扱われることも多い。よって鑑別疾患としては不明熱の原因とされる疾患に注意が必要である。不明熱は，病状が非定型的な場合，どのような疾患群を考えればよいか，可能性のある疾患の優先順位をつけ，臨床統計学的検討を行うためにできた概念である。不明熱の定義は1961年PetersdorfとBeesonらにより，(1) 38.3℃（腋窩38℃に相当）以上の発熱を数回認め，(2) 3週間以上続き，(3) 1週間以上の入院で診断がつかないものとされた。3週間の発熱期間は，ウイルス感染などのself limitedな疾患を除外するために設けられた項目である。しかしこれは30年以上も前のものであり，医療水準の進歩に適応させ，重症感染症の可能性の高い患者への対応をより効率化するために，1991年，DurackとStreetらにより改訂され，1週間以上の入院を入院精査3日，または外来3回に変え，さらに古典的不明熱に加え，院内不明熱，好中球減少性不明熱，HIV性不明熱が別項目として追加された（表71）。

表71　不明熱の分類

	古典的不明熱	院内型不明熱	好中球減少型不明熱	HIV関連不明熱
患者の状態	38.3℃以上3週間以上 右以外	38.3℃以上3日間以上 入院中の患者，入院時には感染症なし	38.3℃以上3日間以上 好中球500/μl以下，1〜2日に達すると予想できる場合	38.3℃以上3日間以上 HIV陽性者
原因精査期間	3日・3回以上の外来受診 1週間以上（1961年）	3日 2日間の細菌培養期間を含む	3日 2日間の細菌培養期間を含む	3日 外来4週間以上
おもな原因疾患	感染症 悪性腫瘍 膠原病・自己免疫疾患 肉芽腫性疾患 薬剤熱	感染性静脈血栓症 副鼻腔炎 Clostridium difficile感染症 薬物熱	肛門周囲感染症 アスペルギルス感染症 カンジダ感染症	非定型抗酸菌感染症 結核 非ホジキンリンパ腫

Jeffrey A. Geltand : Fever of unknown origin, Harrison's Principles of Internal Medicine, 15th ed, New York Mograw ff : 11, 2001より改変．

表72は1950年から今日までの代表的な不明熱の検討での，原因疾患群と非感染性炎症性疾患の分類と頻度を示した．

疾患群では感染（35〜25％），悪性腫瘍（20〜10％），膠原病をはじめとする非感染性炎症疾患（30〜20％）が代表的なものである．

表72　Diagnostic categories in FUO , previous studies（％）

Diagnostic category	Petersdorf et al. 1952-1957 (n=100)	Knockaert et al. 1980-1989 (n=199)	Iikuni et al. 1982-1992 (n=153)	DeKleijn et al. 1992-1994 (n=167)
Infections	36.0	22.7	28.8	25.7
Neoplasm	19.0	7	15.0	12.6
Noninfectious inflammatory diseases	19.0	23.1	31.4	24
Drug fever	1.0	3	2.0	1.8
Factitious fever	3.0	3.5	2.6	1.2
Miscellaneous	15.0	15.1	7.8	4.8
No diagnosis	7.0	25.6	11.8	29.9
Noninfectious inflammatory diseases				
Rheumatic fever	6.0			
RA			0.7	1.2
SLE	5.0	0.5	2.0	1.2
APS			0.7	
PM/DM			0.7	1.2
SS			1.3	
AOSD	2.0	3.0	8.5	3.6
UCTD			2.0	
Behcet's syndrome			0.7	
mixed cryoglobulinemia				3.0
reactive arthritis				1.2
PAN		1.5	1.3	0.6
WG		1.5	0.7	1.2
AS			5.9	
TA	2.0	7.5		2.4
PMR		1.0	3.3	0.6
Hypersensitivity vascuritis				1.8
Polyangitis overlap syndrome				1.2
Uriticarial vascuritis				0.6
Sarcoidosis	2	2	0.7	1.2

De Kleijn et al, Fever of unknown origin（FUO), Medicine76 : 394-400, 1997を改変．

a. 感染症

感染症は抗生物質の開発，検査の進歩により減少してきているが，肺以外の結核はその診断も難しく依然不明熱の原因として重要である．EBウイルス，サイトメガロウイルス（CMV）の遷延性の感染も抗体検査が遅れると診断に時間がかかる．腹腔内，腎臓，後腹膜，および傍脊髄の膿瘍も診断困難である．骨髄炎を認めるときには（特に人工的デバイスが植え込まれているとき）感染性心内膜炎を考える必要がある．また，前立腺炎，歯根部の膿瘍，副鼻腔炎，および胆管炎なども潜在的な熱の原因となり得る．

b. 悪性腫瘍

悪性腫瘍もエコー検査法，コンピューター断層撮影（CT）および磁気共鳴映像法（MRI）などの画像診断の進歩のため減少傾向を認める．しかし，原因疾患として減少しているからといって，その重要性が大きいことに変わりはない．また，悪性リンパ腫の診断には全身Gaシンチが有用である．

c. 非感染性炎症性疾患

一般的に非感染性炎症性疾患には，サルコイドーシス，クローン病，肉芽腫性肝炎のような肉芽腫性疾患，全身性リウマチ性疾患（膠原病および膠原病類縁疾患）がある．**表72**よりこの原因疾患をみると，古典的膠原病は意外に少ないことがわかる．これは，近年診断基準も確立され，定型的臨床症状や，リウマトイド因子，抗核抗体などの特徴的所見を呈するものは比較的早く診断にいたるためと考えられる．また，どの年代においても成人Still病の頻度が高いことがわかる．また，高サイトカインを呈する疾患としては，血球貪食症候群（hemophagocytic syndrome）にも注意を要する．

d. その他

その他の疾患としては，薬剤誘発熱，肺塞栓，詐熱などがある．薬剤誘発熱においては特定の熱型はなく，遷延する発熱の場合は常に念頭に入れておく必要がある．また，作為的な熱は水銀体温計でも電子体温計でも認められる，もし疑われれば監督下での検温が必要である．

しかしながら，最近の検討においても不明熱のおよそ25～30％は診断未確定のままである．原因疾患が確定できない場合は，X線，病理標本などの再検，また，血清などの検体の保存が必要である．また，患者が高齢の場合には，非感染症の不明熱では巨細胞性動脈炎が比較的多く，感染症の不明熱ではやはり結核感染症がもっとも一般的である．

経過

　感染症が否定的であり，成人Still病を考え，第4病日よりプレドニゾロン30 *mg/day*開始したが，症状，検査データの増悪傾向を認めたため，第8病日よりステロイドパルス療法施行，後療法としてプレドニゾロン60 *mg/day*に増量した．しかしながら，一時的な症状の改善は認められたものの，白血球増加，フェリチン値高値持続したため，第19病日よりシクロスポリン200 *mg/day*の併用を開始した．シクロスポリン開始10日目以後より発熱はほとんど認めなくなり，CRPやフェリチン値もほぼ半減した．約1ヵ月後にはCRP，フェリチン値はほぼ正常化し，プレドニゾロンの漸減を行った．漸減後も症状や，検査データに著変なく経過し退院となった．外来にてシクロスポリンも漸減され約半年で中止．プレドニゾロンも減量続けられ維持量5 *mg/day*となり経過観察となるが，再燃は認めなかった．

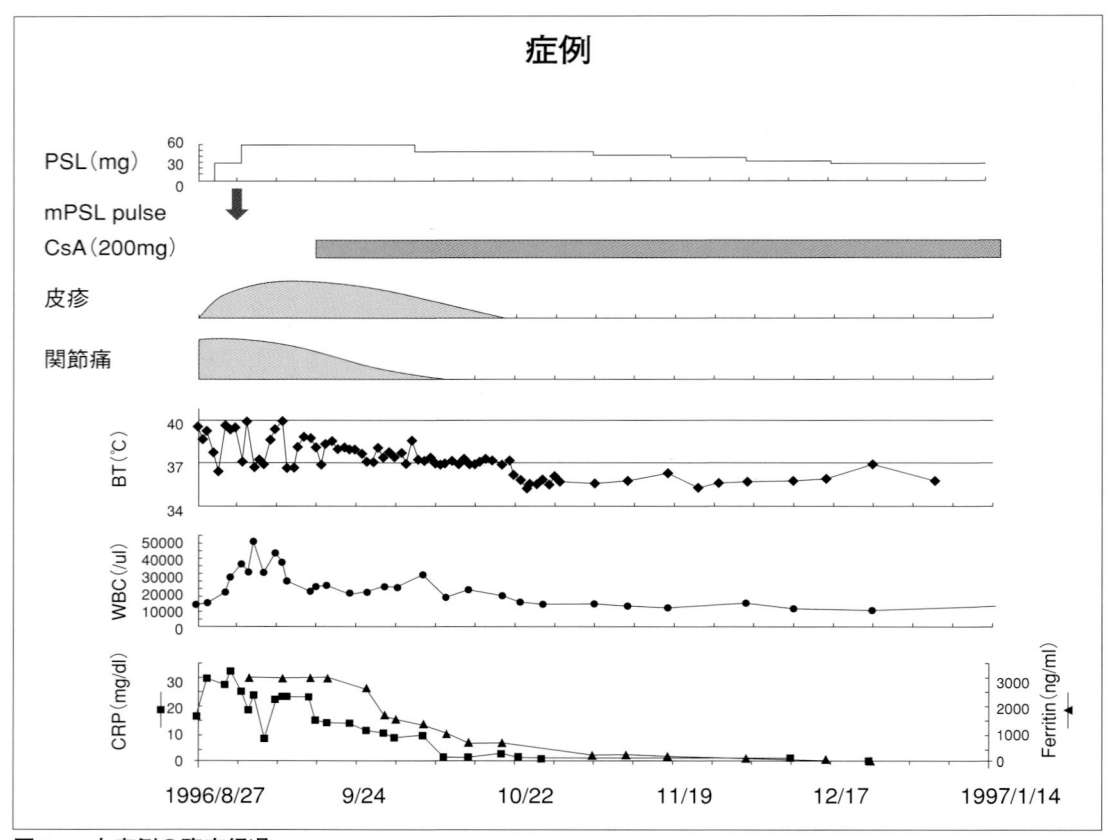

図34　本症例の臨床経過

（山中　健次郎）

CASE 19　MPA

Microscopic polyangitis
顕微鏡的多発血管炎

● **本症例の特徴**
肺胞出血，急性進行性糸球体腎炎，皮疹，消化管出血，強指症を呈し MCTD に合併した MPO-ANCA 陽性 MPA の症例

● **症例**：46歳　女性
主訴：呼吸困難，血痰
既往歴：16歳　急性虫垂炎
アレルギー：ピリン系薬剤
家族歴：特記すべきことなし
薬剤歴：Hydralazine（－），Propylthiouracil（－），D-PC（－）
現病歴：1989年多関節痛が出現し近医受診，慢性関節リウマチ の診断にて金剤，ステロイド薬の投与を受け軽快しその後放置。1996年12月より両下肢の浮腫出現。1997年1月中旬になり呼吸困難が出現したため近医受診。蛋白尿，貧血を認めたため，4月8日某病院を紹介され受診し，15日入院となる。検査所見（抗核抗体＞2,560×，抗U1RNP抗体2×）より膠原病による腎障害が疑われ加療を進められるが，5月9日自主退院する。6月16日より血痰・鼻出血が出現。6月19日呼吸困難増強により肺出血が疑われ，同日当院緊急入院となった。なお，前医に問い合わせたところ P-ANCA 668EU であることが判明した（退院後に検査結果が判明）。

● **入院時現症**
意識清明，表情苦悶様

血圧：200/110 mmHg，脈拍：124/分・整，呼吸数 32/分，体温：37 ℃
眼瞼結膜：貧血様，眼球結膜：黄染なし
鼻出血・血痰・消化管出血を認める
表在リンパ節：腫大なし
胸部：全肺野に粗い湿性ラ音を聴取
心音異常なし，心雑音聴取せず
腹部：グル音正常，圧痛なし，肝脾腫なし
四肢：両下肢に浮腫を認めた
　　　両手指の腫脹，皮膚硬化を認めた（強指症）
　　　左第1指の皮膚梗塞所見を認めた
皮膚：両下肢に紫斑を認めた
神経学所見：特記すべきことなし

検査所見

Urinalysis・Stool		Chemistry		CPK	39 IU/l	IC（C3d）	8.2
Protein	525 mg	TP	6.5 g/dl	AMY	2,517 IU/l	ANA	1280×（H&S）
Sugar	（－）	ALB	37.80%	S	28%	anti DNA ab	4.7 IU/ml
Urine O. B.	4+	T-Bil	0.2 mg/dl	P	72%	anti RNP ab	4×
Hyaline cast	1〜4/全	GOT	24 IU/l	Ferritin	140	anti Sm ab	（－）
Granular cast	2+	GPT	6 IU/l			anti SS-A ab	（－）
β2-MG	2,880 μg/l	ALP	93 IU/l	**Coagulation**		anti SS-B ab	（－）
Stool O. B.	（+++）	γ-GTP	30 IU/l	PT	106%	anti scl-70 ab	（－）
		LDH	905 IU/l	aPTT	25 sec	anti CL β2GP1 ab	（－）
CBC		LDH1	17%	Fib	761 mg/dl	anti GBM ab	（－）
WBC	21,600/μl	LDH2	22%	FDP	9 μg/ml	PA IgG（+）	64
band	15%	LDH3	23%	D dimer	454 ng/ml	RF	31 U/ml
seg	8.50%	LDH4	19%	TAT	39.1 ng/ml	MPO-ANCA	40 U/ml
lymp	3%	LDH5	19%			C-ANCA	（－）
eosino	0%	T-CHO	166 mg/dl	**Serology**			
baso	0%	TG	87 mg/dl	CRP	20.5 mg/dl	**BGA**	
mono	0.5%	BUN	72.4 mg/dl	IgG	2,011 mg/dl	FIO$_2$	50%
RBC	191万/μl	Cr	7.02 mg/dl	IgA	343 mg/dl	PH	7.218
Hb	5.3 mg/dl	UA	7.7 mg/dl	IgM	73 mg/dl	PCO$_2$	43.7 mm/Hg
Ht	17.6%	Na	129 mEq/l	CH50	47.6 U/ml	PO$_2$	42.1 mm/Hg
Plt	12.7万/μl	K	6.9 mEq/l	C3	81 mg/dl	HCO$_3$	17.8 mEq/l
Ret	23%	Cl	101 mEq/l	C4	48 mg/dl	SatO$_2$	67.9%
ESR	161 mm/hr			IC（C1q）	1.5 μg/ml		

診 断

　まず，手指の腫脹を認め，抗U1-RNP抗体陽性であり，多関節炎，手指に限局した皮膚硬化，間質性肺炎を認め，混合性結合組織病と診断した．本症例は，さらに急速進行性糸球体腎炎（剖検にて半月体形成性糸球体腎炎），肺出血，間質性肺炎，紫斑，消化管出血，検査所見ではMPO-ANCA陽性，CRP陽性，蛋白尿・血尿，BUN，血清クレアチニン値の上昇を認めた．一般に顕微鏡的多発血管炎の診断は厚生労働省難治性血管炎分科会の顕微鏡的多発血管炎の診断基準（**表73**）が用いられるが，本症例はその確実例となる．なお，抗好中球抗体の誘引としてHydralazine，Propylthiouracil，

表73　顕微鏡的多発血管炎の診断基準

1. 主要症候
    1) 急速進行性糸球体腎炎
    2) 肺出血，もしくは間質性肺炎
    3) 腎・肺以外の臓器症状（紫斑，皮下出血，消化管出血，多発性単神経炎，その他）
2. 主要組織所見
    細動脈，毛細血管，後毛細血管細動脈の壊死と血管周囲の炎症性細胞浸潤
3. 主要検査所見
    1) MPO-ANCA陽性
    2) CRP陽性
    3) 蛋白尿・血尿，BUN，血清クレアチニン値の上昇
    4) 胸部X線所見：浸潤陰影（肺胞出血），間質性肺炎
4. 判定
    1) 確実（definite）
        a) 主要症候の2項目以上を満たし，組織所見が陽性の例
        b) 主要症候の1）および2）を含め2項目以上を満たし，MPO-ANCAが陽性の例
    2) 疑い（probable）
        a) 主要症候の3項目を満たす例
        b) 主要症候の1項目とMPO-ANCA陽性の例
5. 鑑別診断
    1) 古典的PN
    2) Wegener肉芽腫症
    3) アレルギー性肉芽腫性血管炎（Churg-Strauss症候群）
    4) Goodpasture症候群
6. 参考事項
    1) 主要症候の出現する1～2週間前に先行感染（多くは上気道感染）を認める例が多い
    2) 主要症候1），2）は約半数例で同時に，その他の例ではいずれか一方が先行する
    3) 多くの例でMPO-ANCAの力価は疾患活動性と平行して変動する
    4) 治療を早く中止すると，再発する例がある

厚生労働省　難治性血管炎分科会，1998年

D-PC, プロトンポンプ阻害薬が知られているが, いずれの服薬歴もなかった.

血管炎症候群

膠原病で扱う血管炎症候群は**表74**のように分類されている. この分類では障害される血管の部位により各疾患が分類されるが, 新たに抗好中球抗体も取り入れられ, 古典的多発動脈炎と顕微鏡的多発血管炎が分離された.

抗好中球抗体 (ANCA) は1982年Daviesらにより蛍光抗体間接法により初めて報告された好中球に対する自己抗体である. 蛍光染色パターンより cytoplasmic ANCA (C-ANCA) と perinuclear ANCA (P-ANCA) に分類される. MPO-ANCAはP-ANCAのうち myeloperoxidase を対応抗原とした抗体である. すでに臨床の場ではこれらサブセットを含めた抗好中球抗体の定量測定ができるようになり, 血管炎, 膠原病, 炎症性疾患の早期診断や鑑別診断にきわめて有用となっている.

表74 チャペルヒル会議 (1994年) により採用された血管炎の病名とその定義

大血管の血管炎	
巨細胞血管炎 (側頭動脈炎)	大動脈とその主要な分枝の肉芽脆性血管炎で, 頸動脈の頭蓋外分枝に高頻度である. しばしば側頭動脈に病変を認める. 通常, 発症年齢は50歳以上でリウマチ性多発筋痛症と関連がある.
高安動脈炎	大動脈とその主要な分枝の肉芽腫性炎症. 通常50歳以下に発症する.
中血管の血管炎	
多発動脈炎 (古典的PN)	小動脈の壊死性炎症で, 糸球体腎炎や細動脈, 毛細血管, 細静脈に炎症を認めない.
川崎病	粘膜皮膚リンパ節の病変を伴う人, 中, 小動脈の炎症. 冠動脈がしばしば侵される. 大動脈や静脈にも変化を伴うことがある. 通常, 小児の疾患である.
小血管の血管炎	
Wegener肉芽腫症	気道の肉芽腫性炎症と小〜中血管の壊死性炎症を認めるもの (細動脈, 毛細血管, 細静脈を含む). 通常, 壊死性糸球体腎炎を伴う.
アレルギー性肉芽腫性血管炎 (Churg-Strauss症候群)	気道の肉芽腫性炎症で好酸球を多く含む. また, 中小血管に壊死性炎症を認める. 気管支喘息や好酸球増多症を伴う.
顕微鏡的多発血管炎 (MPA)	壊死性血管炎で免疫複合体の沈着を認めない. 細動脈, 毛細血管, 細静脈などの小血管に変化を認める. 中動脈の炎症を伴っても, 伴わなくてもよい. 壊死性糸球体炎の頻度が高く, 肺毛細血管炎もしばしば伴う.
Schonlein-Henoch紫斑病	IgAを主体とする免疫複合体の沈着を認める小血管の血管炎. 通常は皮膚, 腸管, 腎糸球体が障害され, 関節炎を伴う. 小児に多い疾患. 触知可能な紫斑.
特発性クリオグロブリン血栓	血清中にクリオグロブリンを認め, 血管壁に免疫複合体の沈着を認める血管炎. 小血管がおもに障害を受け, 皮膚と腎糸球体がしばしば侵される.
皮膚白血球破砕性血管炎	全身性血管炎や糸球体腎炎を伴わない, 皮膚に限局した白血球破砕性血管炎.

小林茂人他, 膠原病類縁疾患:病態解明と治療の進歩, 血管炎症候群:内科88 (10):1910〜1917, 1999. 一部改変.

治療

　混合性結合組織病に合併した顕微鏡的多発血管炎による肺出血，消化管出血，急性進行性糸球体腎炎と考え，また全身型と考えステロイドパルス療法，大量ステロイド投与，エンドキサンパルス療法を施行した．また P-ANCA のすみやかな除去を目的に二重膜濾過血漿交換療法も併用した．肺出血は鎮静化し白血球数，CRP，MPO-ANCA の改善，呼吸状態の改善をみたが，腎障害は進行し急性腎不全，無尿となったため血液透析を開始した．入院時より高レニン血症を伴わない著明な高血圧を認め，Ca 拮抗薬，ニトロ製剤投与するもコントロールできず，ACE 阻害薬を開始したところすみやかに改善をみた（近年の第1選択薬は ACE 阻害薬である）．血小板数低下，凝固異常を認め血栓症も考えられ FOY（メシル酸ガベキサート）を開始した．その後血小板は徐々に増加したが，入院時よりの消化管出血は一時的な減少をみたものの，7月4日より大量の下血を認めた．止血薬投与などで治療を行い一時軽減を認めるも，7月15日より再び大量の下血が持続し貧血は急激に進行した．止血薬，輸血により治療を行ったが止血し得ず，7月18日永眠された．剖検の結果は半月体形成性糸球体腎炎（Diffuse cressentic glomerulonephritis）で80％以上の糸球体に半月体形成，またはそれ以上進行した病態が存在した．また IgG などは染色されず，いわゆる pauci-immune glomerulonephritis であった．

　表75に抗好中球抗体関連血管炎の治療指針を示す．

表75　抗好中球抗体関連血管炎の治療指針

1. 初期治療（寛解導入療法）
1）全身型，肺腎型（肺出血例を伴う），急速進行性糸球体腎炎（RPGN）型 　プレドニゾロン（PSL）40～60 mg/日（0.6～1.0 mg/kg/日）経口，あるいは，メチルプレドニゾロン（M-PSL）パルス（0.5～1 g/日）療法・3日間併用を原則投与する． 　臨床所見および病理所見により高度の血管炎を示す重症型はシクロフォスファミド（CY）（50～100 mg/日，0.5～2 mg/kg/日）の経口投与併用（腎機能障害の程度により減ずる），あるいはシクロフォスファミド大量静注療法（IVCY）（0.5～0.75 g/4週）を併用する． 　65歳以上の高齢者および感染症リスクの高い症例は，CY，IVCY の代わりに血漿交換施行も検討する． 　腎機能障害の高度の場合は，適宜血液透析，血漿交換を併用，RPGN 型は抗凝固・抗血小板療法（ヘパリン1万単位/日（または低分子ヘパリン5000単位/日），ジピリダモール300 mg/日）を使用する．
2）腎（RPGN を除く），肺（肺出血を除く）限局型 　PSL 15～30 mg/日（0.3～0.6 mg/kg/日）経口および抗凝固，抗血小板療法を原則とし，適宜アザチオプリン（AZ）あるいは CY の25～75 mg/日（0.5～1.0 mg/kg/日）経口を併用する． 　原則：血管炎の活動性，病型に応じて1～2ヵ月同上の初期治療を継続し，寛解導入をめざす．副腎皮質ステロイド薬，免疫抑制薬による寛解導入療法は，無菌室などの化学療法に準じた感染症の予防措置，治療がのぞましい．
2. 維持療法
初期治療後6ヵ月～2年程度は再発に注意して観察した後，PSL 5～10 mg/日 経口を維持し，難治例は AZ あるいは CY の25～75 mg/日 経口を併用する． 　CY，IVCY，AZ の使用にあたっては，適用外医薬品であるので，インフォームドコンセントを患者に十分に話して了解のもとで使用し，副作用の早期発見とその対策が重要である．

（注）急速進行性糸球体腎炎（RPGN）型の場合には，厚生科学特定疾患進行性腎障害調査研究班より提唱されている治療指針も参照されたい．
2001年，難治性血管炎の診断マニュアル：厚生労働省難治性血管炎に関する調査研究班．

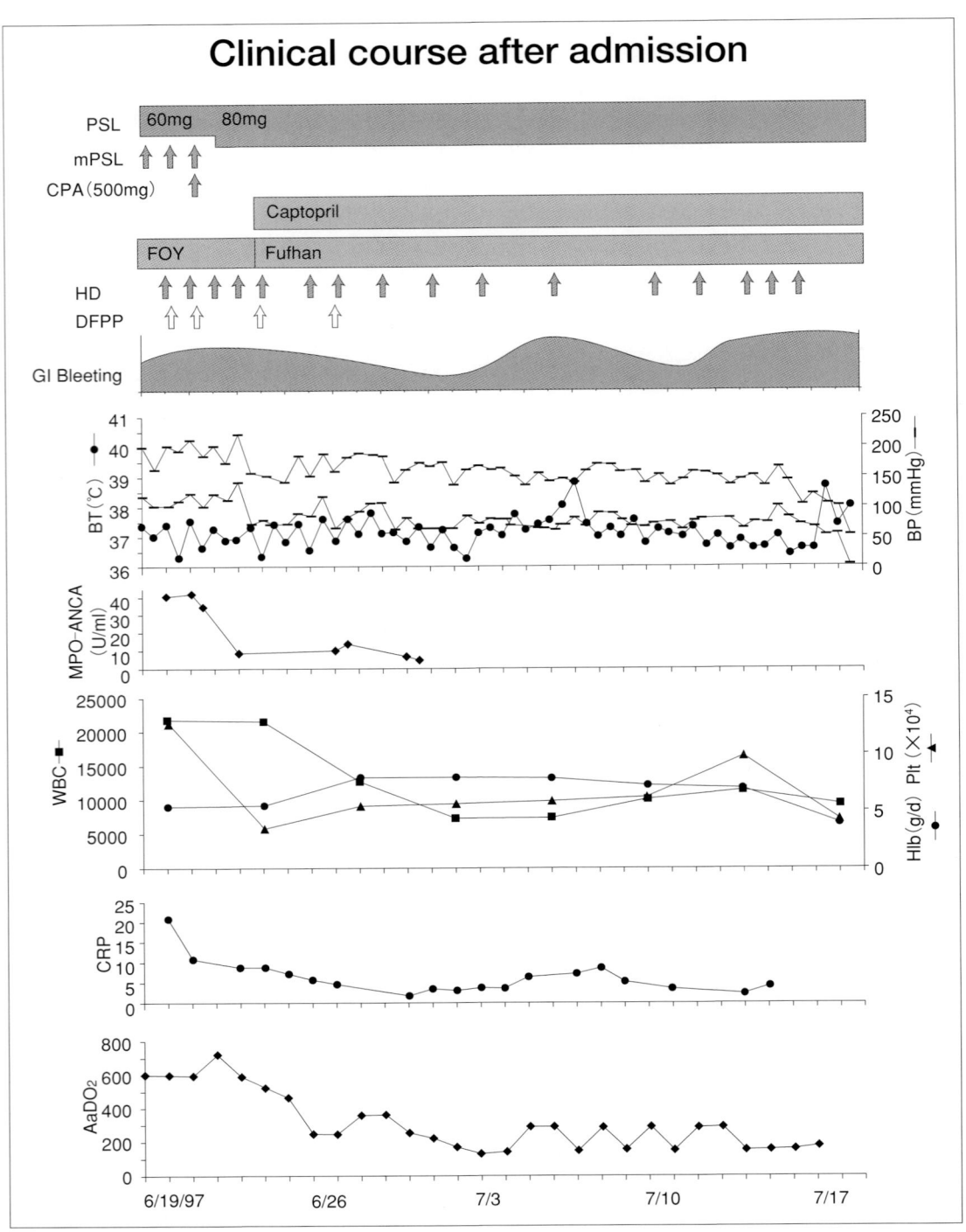

図35 本症例の臨床経過

巻末資料1

実際のリウマチ性疾患診察の進め方

全身的リウマチ疾患の一般的な系統的診察は，まず患者が診察室に入る際の歩行の観察より始まる。そして，以下の順に診察を進めるが，もちろん内科的診察，皮膚科的診察も同時に行う。

Ⅰ. 手および手指

手指の診察だけからでも，関節リウマチ，変形性関節症をはじめ，他のリウマチ性疾患の多くの情報を得ることができる。リウマチ性疾患が疑われる場合は必ず，関節を実際に触り注意深く診察しなければならない。

a. 圧痛，腫脹につき診察を行う。
　手関節，第2～5指のmetacarpophalangeal（MCP），interphalangeal（IP），distal interphalangeal（DIP），第1指のcarpometacarpal（CMC），MCP，IP関節は必ず触診し圧痛，腫脹の有無をチェックする。圧迫する強さは検者の爪が白くなる程度とする。MCP関節の炎症をみる方法として，中手骨を横切って握り痛みを誘発させる方法は有用である。
b. 進行した関節リウマチで認められる変形（スワンネック変形，ボタンホール変形など）や尺側偏位の有無につき視診する。末節骨のヘバーデン結節は変形性関節症を強く示唆する。手根管症候群が疑われるときはTinel signや母指球の萎縮の有無を確認する。
c. 手指末端の肥大の有無をみる。
d. 拇指を手掌に屈曲させ，その上から他の指を握らせどの程度握れるかをみる。
e. 手指関節炎が認められる場合は水銀柱を用いた握力計にて握力を測る（あらかじめカフ圧を20 *mmHg*として計測する）。
f. 手指の腫脹を観察する。また指尖部の潰瘍や，潰瘍瘢痕をチェックする。
　手指皮膚の肥厚，硬化は第1指と第2指で皮膚をつまむようにしてみる。
　手指の冷たさ，色調（レイノー現象の有無）をみる。同時に凍瘡様皮疹ゴットロン丘疹などの皮膚症状のチェックも行う。
g. 爪郭に出血などの異常所見がないか観察する。

II．肩

触診で圧痛，腫脹をみる。

内旋・外旋，内転・外転，屈曲・伸展の各動きをとらせ可動域を調べる。

スクリーニング法として両手を伸展したまま0度から180度まで外側に挙上させ頭上で手を合わせる（外転），手背を背中のできるだけ高い位置にとどかせる（内転，内旋），両手を後頭部・後頸部にとどかせる（外転，外旋）などを用いる。

III．肘

触診で圧痛，腫脹をみる。

屈曲・伸展，回内・回外の各動きをとらせる。関節の変形を認める場合は伸展障害が出やすい傾向がある。触診の仕方は，ひじを軽く屈曲させ肘頭部を拇指と示指で挟むように触診し，やわらかい腫脹を感じれば滑膜の増殖，関節液貯留が示唆される。

肘頭滑液包部および前腕の伸筋表面でリウマトイド結節と痛風結節のチェック，また，伸側部の皮疹のチェックも行う。

IV．膝

可動域のチェックを行う（屈曲・伸展）。

視診と触診で，膝蓋骨の位置，可動性・安定性をみる。

両手を用い触診し，軟部組織の腫脹，圧痛，また関節液の有無をみる。

リウマトイド結節のチェック，また，皮疹のチェックも行う。

a. 膝蓋クリック兆候：これは，中等量以上の関節液の検出のために用いる。一方の手で膝蓋上嚢を圧縮し関節液を下に移動させ，他方の手の示指で膝蓋骨を下に圧迫し，大腿骨顆にクリックを引き出す方法である。
b. Bulge sign：少量の関節液の検出のために用いる。まず示指が膝関節の内側の辺縁で合うように膝の上に両方の手を置き，拇指は関節の外側で合わせる。膝蓋骨の上下を絞るようにして内側の関節液を外側に移動させると，関節の内側面は平板になる。そこで両拇指を用い一気に関節液を内側に押し出すようにすると，関節液貯留があれば内側面が膨らむ。
c. 膝窩滑液嚢包をチェックする。関節リウマチではこの膝窩滑液嚢包炎（Baker's cyst）を認めることがある。進行し破裂すると下腿の血栓性静脈炎の所見とよく似た腫脹をみることがある。

V．足関節

a．両側足関節の滑膜・軟部組織腫脹は，その周囲の浮腫や脂肪と間違えないように注意しながら腫脹・圧痛をみる。
b．足関節の可動域をみる。

VI．足趾

a．配列と形成異常：槌状足指症，かぎ爪様趾，陥入爪，および外反拇趾。
b．足趾関節の軟部組織腫脹と圧痛を触診にてみる。中足骨を横切って握って，痛みを誘発させる方法も有用。

（山中　健次郎）

巻末資料2

膠原病の検査

I. 膠原病の検査の目的と進め方

　膠原病は免疫異常に伴う結合組織の慢性炎症と，多彩な臓器病変を特徴とする全身性疾患である。したがって，その診断と治療のためには個々の疾患や病態に関連する免疫学的所見や炎症を評価する検査に加え，おのおのの症例における臓器病変を把握するための検査が必要となる。また，治療に用いる薬剤には重篤な副作用を有するものも多く，その対策としての検査も重要な意味を持っている。

表76　膠原病の検査

全身所見と炎症の指標		スクリーニング検査	確定診断に要する検査
a)	血算・凝固	白血球，血小板数，貧血，aPTT，PT	クームステスト，PA-IgG，抗血小板抗体，LAC，骨髄穿刺・生検，FDP
b)	生化学検査	肝・胆道系酵素，CPK，腎機能，AMY，脂質，電解質，尿酸，TP，Alb	ALD，クレアチン，LDH・CPK・AMYのアイソザイム，蛋白分画
c)	炎症マーカー	赤沈，CRP	フェリチン
d)	尿	蛋白，糖，潜血	24hrCcr，NAG，β2Mg，尿酸
e)	便	潜血	
f)	その他	胸部・関節X線，心電図	消化管検査，唾液腺造影，血管造影，唾液腺シンチ，CT，MRI，呼吸機能検査，心臓超音波，指尖脈波，皮膚，腎，筋，肝生検

免疫学的指標			
a)	抗核抗体	ANA（IF）	抗核抗体の同定，抗リン脂質抗体，抗好中球細胞質抗体，抗甲状腺抗体
b)	リウマトイド因子	RF，RAHAまたはCARF	IgG-RF
c)	免疫グロブリン	IgG，A.M.	IgD，IgE
d)	補体	CH50	C3，C4
e)	免疫複合体		C1q法，C3d法，mRF法，クリオグロブリン
f)	細胞性免疫		PPD反応

表77 臓器病変に対する検査

臓器	病態	検査のポイント
血液	貧血	便潜血，消化管検査，クームステスト，網赤血球数，TIBC，Fe，フェリチン
	白血球・リンパ球減少	SLE，SS およびFelty症候群の検査
	白血球増加	フェリチン（AOSDの検査）
	血小板減少	PAIgG，抗リン脂質抗体，TTPの検査
	血球貪食症候群	骨髄穿刺，サイトカイン，抗ウイルス抗体，フェリチン
腎	蛋白尿・尿沈渣潜血	腎生検，血管造影，自己抗体（SLE，SS，SSc，血管炎関連），補体，免疫複合体，関節リウマチではアミロイドーシス
	潜血	間質性膀胱炎の検査，溶血の有無
	尿細管アシドーシス	SSの精査，BGA
肺	間質性肺炎	CT，呼吸機能，BGA，KL-6，SP-D，BAL，肺生検
	肺出血	ANCA，SLE関連自己抗体，抗GBM抗体
	肺梗塞	抗リン脂質抗体，肺血流シンチ
	胸膜炎	胸水検査，SLE，RAなどすべての膠原病の有無
	肺高血圧	心エコー，右心カテーテル
心	心膜炎	SLE，RAなどすべての膠原病の有無
	心筋炎	多発性筋炎・皮膚筋炎，MCTD関連検査
	刺激伝導障害	強皮症の有無
神経	痙攣 精神症状 脳神経症状	髄液検査（IgG Index，Q albumin，IL-6），脳波，CT，MRI，SPECT 抗リボゾームP抗体
	多発性単神経炎	筋電図
消化器	急性腹症	腹部X線，CT
	腸間膜動脈閉塞症	抗リン脂質抗体，ANCA
	急性膵炎 胆嚢炎	SLE・SS関連検査，血管造影
	自己免疫性肝炎	抗平滑筋抗体，LE細胞，肝生検
	原発性胆汁性肝硬変	抗ミトコンドリア抗体
	食道運動不全 逆流性食道炎	抗Top I抗体，抗セントロメア抗体
	消化管潰瘍	便潜血，ベーチェット病，血管炎，SLE関連検査，NSAIDs，Steroid薬投与の有無

1. 膠原病検査における検査の意味

1. 個々の疾患に特異的な免疫異常の検索
   （自己抗体には疾患特異的なものと非特異的なものがあることに注意）
2. 炎症の評価をし診断と治療の指標とする
3. 臓器病変の検索をし，診断と重症度の評価に役立てる
4. 治療薬の副作用をモニターする目的で定期的な検査を行う

2. 膠原病が疑われる場合の検査の進め方

まず全身所見，炎症の指標，免疫学的指標につきスクリーニング検査を行う．そして，さらに疾患が絞り込まれたら確定診断に要する検査を行う（表76に示す）．

これらの検査にて何らかの臓器障害を思わせる病態があれば，その病態と関連する疾患を想定し，必要であれば検査を進める（表77参考）．

膠原病はその診断が確定した後も，疾患の経過観察のため，治療による副作用のモニターのために定期的な検査が必要となる．一般に疾患急性期においては検査の頻度は増し，安定期には少なくなるが，大まかな目安を表に示した（表78）．

表78　経過観察

	項目	外来	入院
炎症マーカー	CRP，血沈	1回/月	1回/週
全身的マーカー	尿：蛋白，糖，沈渣	1回/月	1回/週
	血算	1回/月	1回/週
	生化学	1回/月	1回/週
	便潜血	1回/12ヵ月	1回/入院時
免疫学的検査	抗核抗体	1回/3〜6ヵ月	必要に応じて
	疾患特異的免疫検査	1回/3〜6ヵ月	必要に応じて
	RF	1回/4ヵ月	1回/入院時
画像その他	CH50	1回/4ヵ月	必要に応じて
	胸部X線，ECG	1回/12ヵ月	1回/入院時
	呼吸機能検査	1回/12ヵ月	1回/入院時

Ⅱ. 各検査のポイント

1. 炎症に関連する検査

膠原病においては関節炎をはじめとする種々の炎症性病態が認められ，その評価が診断と治療の効果の判定に必要となる。

A. 赤沈

赤沈は赤血球連続沈降速度を意味する。また関節リウマチなどの膠原病，感染症，腎疾患，悪性腫瘍，糖尿病などに伴う炎症により増加するフィブリノーゲンや α1-α2 グロブリン，さらに高 γ グロブリン血症，貧血，などに影響されて亢進する。しかし，膠原病では高 γ グロブリン血症を認める症例が多く，赤沈が必ずしも炎症の程度を的確に反映しないこともある。CRP（C 反応性蛋白）などを参照し評価する必要がある。また，基礎疾患に伴い播種性血管内凝固を併発している場合や重症肝障害を認める症例では著明な赤沈の遅延が認められるので注意を要する。

表 79　赤沈の促進因子・遅延因子

	促進因子	遅延因子
血漿	フィブリノーゲン増加 グロブリン増加	アルブミン増加，フィブリノーゲン減少 水分増加（血漿タンパク希釈） 胆汁酸増加，炭酸ガス増加
血球	赤血球の高度減少	赤血球の増加

B. CRP

CRP は炎症や腫瘍性の組織破壊性病変が存在すると血中に出現してくる血漿蛋白で，急性期反応物質の代表的な成分である。一般的に CRP と赤沈はよく相関するが，CRP は炎症の変化とともにすみやかに変動し，赤沈はそれに数日遅れて変化する。また，赤沈と比べより炎症への特異性が高いが，IL-6 産生性の腫瘍性病変では炎症とは無関係に増加することもある。また，全身性エリテマトーデス，強皮症，間質性肺炎を含むリウマチ性疾患では，病態が活動期と推定されても CRP が低値であることが少なくないが，このような場合にも血清アミロイド蛋白（SAA）は，上昇を示すことがある。膠原病で CRP が著明に増加している場合には，感染症の合併を十分に検査した後にステロイド薬などによる治療を開始する。

2. 一般検査

膠原病の診療における一般検査は，赤沈や CRP のように診断や活動性の評価に欠くことのできない検査と，臓器病変の有無や副作用のモニターに利用される検査に分類される。以下，尿，便さらに血液検査にわけて解説する。

A. 尿検査

尿の検査は膠原病自体に関連する腎病変，アミロイドーシスの合併，さらに治療に用いられる非ス

テロイド系消炎剤（NSAIDs）や抗リウマチ薬の腎障害などの副作用のチェックのために行われる。

尿蛋白はループス腎炎，古典的結節性動脈周囲炎や顕微鏡的多発血管炎，さらにウェゲナー肉芽腫症などの血管炎における腎炎，さらに関節リウマチに合併する腎アミロイドーシスや強皮症腎などの末期などで出現する。また，関節リウマチの治療に用いる金剤，D-ペニシラミン，ロベンザリットなどの抗リウマチ薬およびNSAIDsなどの副作用によるものも日常診療の場でしばしば問題となる。NSAIDsは腎のプロスタグランジン（PG）合成抑制により糸球体濾過率の減少や水，Na再吸収増加による尿量の減少や浮腫も誘発するので注意する。糸球体や間質の高度の破壊がおこると，沈渣に各種円柱など多彩な異常が出現する。また，溶血性貧血を認める場合には血色素が検出される。尿糖もステロイド薬の副作用としてしばしば経験される。糖尿病の既往や家族歴を有する患者では注意を要する。また，シェーグレン症候群での腎尿細管性アシドーシスでは濃縮力低下による尿比重の低下やアルカリ性の多尿が認められる。

B. 便検査

便の検査としては潜血反応が重要で，血管炎による消化管病変に加え，ステロイド薬やNSAIDsの副作用による潰瘍性病変により陽性となる。

C. 血液一般検査

a．末梢血液所見

・赤血球

膠原病では慢性炎症の結果として生じる正色素性から低色素性の貧血が共通に認められる。関節リウマチでは通常Hb10〜11台の軽度の貧血が認められ，それ以下に低下するものは20〜25％程度である。ほとんどの症例で血清鉄のレベルも低下しているが，通常の鉄欠乏性貧血と異なり総鉄結合能（TIBC）も低下しており，鉄剤に対する反応も悪い。貧血が著明な場合には消化管出血や溶血性貧血の合併を疑う。溶血性貧血では網赤血球数が増加し，全身性エリテマトーデスではしばしば難治性の経過をとる。また，薬剤の副作用による場合もあるので注意を要する。

・白血球

白血球数は関節リウマチや血管炎症候群などの炎症性疾患では正常か増加する。関節リウマチにて$10万/mm^3$を超えるものは20％程度であるが，$15万/mm^3$を超えるものはまれである。悪性関節リウマチや関節リウマチの活動期にはその数が増加する傾向にあるとされているが，ステロイド薬を内服している場合にも白血球数が増加するので注意する。また，悪性関節リウマチなど血管炎を伴う症例では好酸球の増多が認められることもある。成人発症型Still病においても増加する。一方，白血球の減少はFelty症候群や，全身性エリテマトーデスおよびシェーグレン症候群にて比較的高率に認められる。疾患特異抗体や腎症などの定型的病態が欠如している場合には両者の鑑別を慎重に行うことに注意する。また，抗リウマチ薬や免疫抑制剤を投与している場合には骨髄抑制に基づく顆粒球減少症に留意する。

・血小板

血小板は血管炎の症状が顕著な例では，先に述べた好酸球とともに増加することがある。また関節

リウマチの活動性が高い場合にも増加することが多い。

全身性エリテマトーデスやシェーグレン症候群ではしばしば血小板減少症を認めるが，薬剤の副作用によって誘発されることも多いことに留意する。

b．出血・凝固時間

血小板の減少やNSAIDsの投与により出血時間が延長する。PTが正常でaPTTが延長している場合にはLACの存在を検索する。

c．生化学検査
・肝胆道系機能

全身性エリテマトーデスや関節リウマチでは，25～50％の症例で軽度から中等度のトランスアミナーゼなどの肝実質細胞由来の酵素の上昇が認められる。自己免疫性の慢性活動性肝炎はまれであり，NSAIDsや，金剤，メトトレキサートなどの抗リウマチ薬の副作用が問題になる。シェーグレン症候群に伴いPBCを合併している場合にはALP，γGTP，LAPなどの胆道系酵素が上昇する。金剤やメトトレキサートの副作用による肝障害も通常胆道系の酵素上昇をみることが多い。また，NSAIDsも同様にこれらの酵素をしばしば上昇させる。さらに，全身性エリテマトーデスの溶血性貧血では血清間接ビリルビン値が増加し，ハプトグロビンが低下する。

・腎機能

ループス腎炎が進行するとBUN，クレアチニンなど腎機能に関連する検査が異常を示す。また，NSAIDsや抗リウマチ薬など比較的腎毒性の高い薬剤を使用する場合には，副作用監視のために常にその値に留意する。シェーグレン症候群に腎尿細管性アシドーシスを合併する症例ではβ2-ミクログロブリンとともに尿中のCa，P，K，排泄増加が認められ，血中のHCO$_3^-$，K，Pの減少，CLの増加が認められる。

・その他

筋炎ではCKに加え，アルドラーゼやGOT，LDHなどが上昇する。また，LDHは間質性肺炎でも増加するが，近年その指標としてKL-6やSP-Dが活用されるようになった。アミラーゼは膠原病の患者ではしばしば増加しているが，多くはシェーグレン症候群の唾液腺・耳下腺炎に相関し，アイソザイムを検討するとS型の増加が確認される。関節リウマチでは骨破壊の指標としてMMP（matrixmetalloprotease）3が測定されている。トロンボモジュリンは中・小の血管炎の活動性とよく相関する。また，全身性強皮症の症例にて高血圧症を認める場合には強皮症腎の可能性があり，血清レニン活性の上昇が認められる。

3．免疫学的検査

膠原病の原因は不明であるが，その病態の形成に自己の生体構成成分に対する異常な免疫応答が関与し，それに基づいて結合組織の炎症が引き起こされると考えられている。そこで，一連の疾患の診断には臨床症状に加え，個々の疾患に特異的な免疫学的異常所見を把握する必要があり，疾患活動性のモニターに有用なものである。

A. 自己抗体

　膠原病では多彩な自己の体成分に対する抗体，つまり自己抗体が検出される。自己抗体は臓器特異的抗体と非特異的抗体の2種に分類され，膠原病では抗核抗体に代表される臓器非特異的抗体が比較的高率に検出される。臓器特異的抗体は自己免疫性溶血性貧血の抗赤血球抗体のように病態の形成に直接関与し，診断と疾患活動性の評価に高い意義を有している。一方，抗核抗体をはじめとする臓器非特異抗体にも特定の疾患と高い相関を認めるものが多く，その診断に有用な情報を提供する。

a. 抗核抗体（ANA）

　抗核抗体は細胞の核成分に対する自己抗体の総称で，その対応抗原はDNAやRNAなどの核酸やヒストンおよび非ヒストン蛋白に分類される。種々の抗核抗体検出法のうち，蛍光抗体間接法（IF）は現在でももっとも優れたルーチン検査と考えられている。その結果は，染色を認める最高血清希釈倍数と辺縁・均質・斑紋・散在斑点・核小体（細胞質）型などの染色パターンとで示される。健常人でも約20%が陽性となる点に注意が必要であるが，その特徴は最高血清希釈倍数が低く，若年・高齢者・女性に多く認められる。IF法で陽性であった場合，染色パターンから推察される抗核抗体を念頭におき適切な方法〔2重免疫拡散法（DID），免疫酵素法（EIA），ラジオイムノアッセイ法（RIA），免疫ブロット法（IB）など〕を選択その同定を進める（図36）。

　表77に膠原病で検出される各種抗核抗体とそれに相関する疾患と病態，さらにその出現頻度を示す。全身性エリテマトーデスの抗2本鎖DNA（dsDNA）およびSm抗体，強皮症の抗Topo-1（Scl-70）抗体，シェーグレン症候群の抗SS-B抗体および多発性筋炎の抗Jo-1抗体などは疾患への特異性が高く，他の疾患ではほとんど検出されない。しかし，混合性結合組織病の抗U1-RNP抗体やシェーグレン症候群の抗SS-A抗体は，他の疾患でも比較的高率に検出されることに留意する。多発性筋炎で検出されるアミノアシールtRNA合成酵素に対する抗体，さらに抗SS-A抗体やCNSループスに相関する抗リボゾームP抗体などの対応抗原は細胞質に存在し，抗細胞質抗体の範疇に属すものであり，これらの抗体が単独で出現している場合にはIFによる検査にて抗核抗体は陰性と判定されるので注意する。

　ループス腎炎における抗dsDNA抗体を除き，一般に抗核抗体の力価は疾患の活動性に相関しない。しかし，表80に示すように，ある抗体は同一の疾患でも特定の病像に相関し，病態の進行や予後の予測に有用な情報を提供する。

b. リウマトイド因子（RF）

リウマトイド因子はIgGのFc部分に対する自己抗体で，その大部分はIgMに属している。このことからリウマトイド因子の検出にはRAHA（rheumatoid arthritis hemagglutination）テスト，RAPA（rheumatoid arthritis particle agglutination），関節リウマチテスト（latex fixation test；LFT）やレーザーネフロメトリーを用いた定量法などの凝集反応が用いられている。しかし，最近ではIgGやIgAリウマトイド因子検出の目的でRIAやEIAによる検査も行われている。リウマトイド因子は関節リウマチの約80%に検出され，アメリカリウマチ協会の診断基準の一項目にも採択されている。しかし，疾患特異性はそれほど高くなく，他の膠原病や肝炎，肝硬変および結核などの種々の疾患で陽性

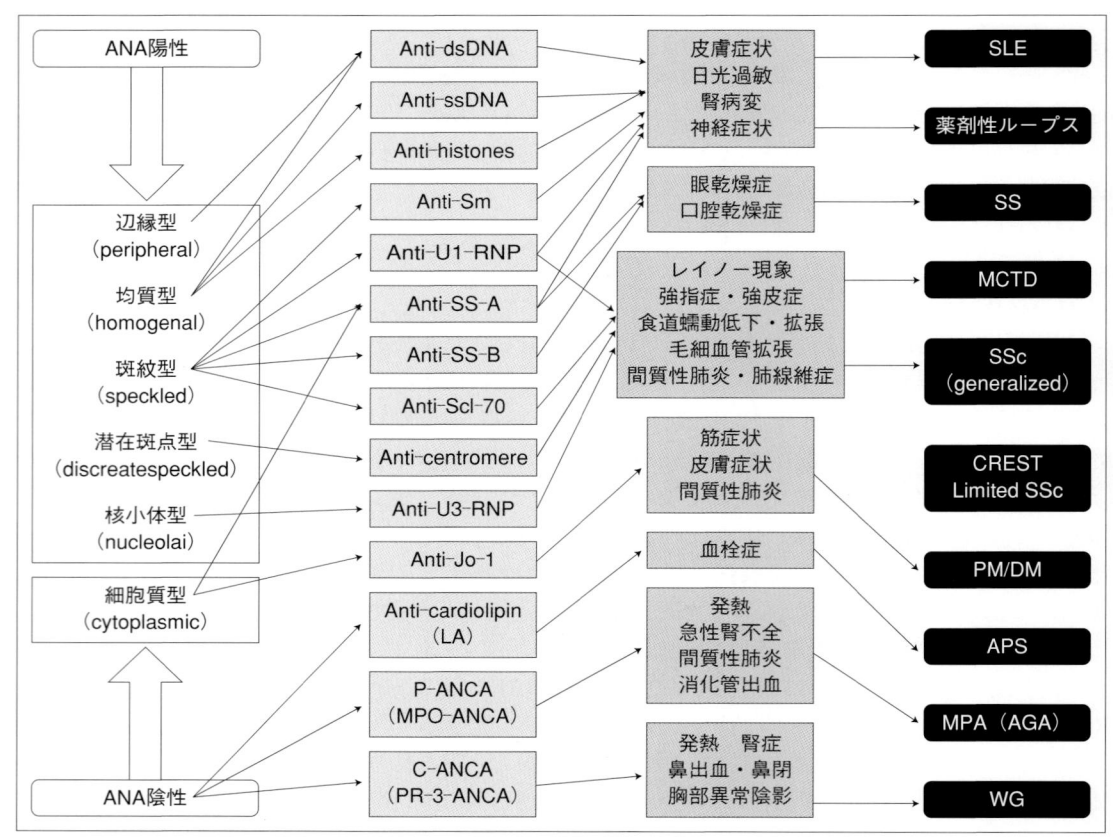

図36 抗核抗体の同定と疾患

になることがあることに留意する。また，全経過を通じてリウマトイド因子が検出されない関節リウマチ患者が（seronegative RA）約20％程度存在することも知られている。また，上述の検査法によっても出現率が異なり，ウサギIgGを抗原源とするRAHA（RAPA）は関節リウマチ以外の疾患では陽性率が低く，疾患に対する特異性は高いが感度が低いとされている。一方，ヒトIgGを抗原とする関節リウマチテストはその反対の特徴を有し，特異性は低いが感度が高い。また，IgGリウマトイド因子は関節リウマチへの特異性が高く，その抗体価は関節リウマチの活動性と相関するとされている。しかし，一般にリウマトイド因子は関節リウマチに特異的ではなく，疾患活動性との相関も乏しいことに留意することが重要である。

C．抗リン脂質抗体

抗リン脂質抗体はリン脂質およびその結合蛋白に対する自己抗体で，全身性エリテマトーデスを中心とする膠原病にて検出され，その1つである抗カルジオリピン抗体は診断基準の一項目に採択されている。この抗リン脂質抗体が陽性で，動静脈血栓症，習慣性流産および血小板減少などを認める病

表80 各種抗核抗体と疾患および病像との相関

	特異病像	出現頻度
1. 全身性エリテマトーデスにて検出される抗体		
dsDNA抗体	ループス腎炎	60〜80%
抗ヒストン抗体		60〜70%
抗Sm抗体	CNSループス,腎症	20〜30%
抗SS-A抗体	新生児ループス,環状紅斑,補体欠損症	30〜40%
抗SS-B抗体	乾燥症候群,新生児ループス	5〜15%
抗U1RNP抗体	レイノー現象,非腎症SLE,間質性肺炎	30〜50%
抗PCNA抗体	血小板減少症,腎症	3〜5%
抗Ki抗体	肺線維症,乾燥症候群	15〜20%
抗リボゾームP抗体	CNSループス(精神症状)	10%
2. 全身性硬化症にて検出される抗体		
抗Topo I (Scl-70) 抗体	肺線維症・広範な皮膚硬化	20〜40%
抗セントロメア抗体	CREST症候群,限局型皮膚硬化	15〜25%
抗UI RNP抗体	レイノー現象・肺高血圧症	10〜15%
抗核小体抗体		15%
抗RNAポリメラーゼ I/III」抗体	強皮症腎,広範な皮膚硬化	5%
抗fibrillarin (U3 RNP) 抗体		5〜8%
抗Th/To (7-2 RNP) 抗体	限局型皮膚硬化	3〜4%
抗PM-Scl抗体	筋炎	10%
抗Ku抗体	筋炎	5〜10%
3. 多発性筋炎・皮膚筋炎にて検出される抗体		
抗Jo-I (histidvl・tRNA合成酵素) 抗体	間質性肺炎	20〜30%
抗PL-7 (threonyl-tRNA合成酵素) 抗体	間質性肺炎	<5%
抗OJ (isoleucyl-tRNA合成酵素) 抗体	間質性肺炎	<5%
抗EJ (glycyl4RNA合成酵素) 抗体	間質性肺炎	<5%
抗SRP抗体	重症筋炎	<5%
抗Mi-2抗体	皮膚筋炎	5〜10%
4. シェーグレン症候群にて検出される抗体		
抗SS-A抗体	新生児ループス,環状紅斑,補体欠損症	50〜70%
抗SS-B抗体	新生児ループス	25〜40%
5. 混合性結合組織病にて検出される抗体		
抗UI RNP抗体	レイノー現象,間質性肺炎,肺高血圧症	〜100%

高崎芳成:抗核抗体.最新内科学体系24,膠原病と類縁疾患(免疫・アレルギー疾患3),井村裕夫,尾形悦郎,高久史麿,垂井清一郎編,34-54,中山書店,東京,1993.25より.

態は抗リン脂質抗体症候群と呼ばれ，抗β2-glycoprotein I 抗体，ループスアンチコアグラント（LA）および抗プロトロンビン抗体などが，その病態形成に重要な役割を有している。LA の対応抗原は不明であるが，活性化部分トロンボプラスチン時間（aPTT）を延長させ，正常人血清の添加によって補正されず，リン脂質の添加によって改善されることより検出される。本抗体は特に習慣性流産との相関が強いとされている。

d. P-ANCA と C-ANCA

膠原病では抗核抗体に加え，種々の抗細胞質抗体が検出される。なかでも抗好中球細胞質抗体（anti-neutrophil cytoplasmic antibody；ANCA）は血管炎症候群の診断に有用な情報を提供する。ANCA は蛍光抗体間接法（IF）にて検出される染色パターンより，ヒト好中球やヒト前骨髄芽球性白血病細胞である HL-60 などの細胞質をびまん性に染色する C-ANCA と，核の周辺のみを強く染色する p-ANCA に分類される。C-ANCA の対応抗原は proteinase-3（PR-3）で，P-ANCA の対応抗原は主として myeloperoxidase（MPO）とされているが，非定型 P-ANCA の対応抗原として elastase（EL），cathepsin-G（CG），lactoferrin（LF）なども存在する。C-ANCA はウェゲナー肉芽腫症の 80～95％に特異的に検出され，MPO-ANCA は顕微鏡的多発動脈炎や pauci-immune 型半月体形成性腎炎（特発性半月体形成性腎炎；ICr-GN）の 80～100％，さらにアレルギー性血管炎の約 50％の症例で陽性となる。最近，これら ANCA 陽性の血管炎は ANCA 関連血管炎と呼ばれている。

e. その他の自己抗体

膠原病では前述の自己抗体に加え，多種にわたる自己抗体が検出される。特に全身性エリテマトーデスにおいて顕著であり，抗赤血球抗体，抗血小板抗体などの血球成分に対する抗体が出現し，これらによって引き起こされる自己免疫性溶血性貧血や血小板減少症はしばしば難治性の経過をとる。また，最近関節リウマチでは抗シトルリン化蛋白（CCP）抗体，シェーグレン症候群では抗α-フォドリン抗体などが特異的に検出される抗体として報告されている。また，膠原病ではシェーグレン症候群を中心に慢性甲状腺炎が高率に合併するので，抗マイクロゾームやサイログロブリン抗体は 1 回は検査しておく必要がある。またシェーグレン症候群や全身性強皮症（特に CREST 型）の患者に原発性胆汁性肝硬変が合併している場合には抗ミトコンドリア抗体が検出される。

B. 免疫複合体（IC）および血清補体価

免疫複合体は膠原病を中心とする自己免疫疾患で高率に検出され，その病態への関与が示唆されている。その検出法は，免疫複合体に結合している抗体の Fc 部分を認識する方法と補体成分を認識する方法に分けられる。一般に免疫複合体の力価は全身性エリテマトーデスにおける腎症や一部の血管炎など，III 型のアレルギーによって形成される病態とよく相関し，血清補体価の低下とともに活動性や治療の指標として有用である。血清補体価は全身性エリテマトーデスでは腎症に加え，皮膚病変や自己免疫性溶血性貧血の活動性に相関して低下する。また，先天的に C4 などの補体欠損症を認める症例も存在する。補体は関節リウマチにおいて通常，正常か増加しているが，悪性関節リウマチなど血管炎を伴う場合には活動期に免疫複合体の上昇とともに低下することがある。また，関節液中でも低下していることがしばしば認められ，関節炎における免疫複合体の関与が示唆されている。

C. その他の免疫学的検査

　細胞性免疫検査としてリンパ球幼若化試験，CD4/CD8陽性T細胞比，さらに接着分子を含めた種々の膜表面分子を指標にした活性化T細胞の検出などが行われている．現在のところ診断に結びつく特異な所見は報告されていないが，今後，抗原特異的な主要組織適応抗原の解析など，その進歩が期待されている．

　また，最近では種々のサイトカインの測定が容易に行われるようになり，TNFα，IL-1，6および18などの炎症性サイトカインや，IL-2およびその可溶性レセプターなどが膠原病の活動性の評価に用いられる可能性がある．また，CNSループスでは髄液中のIL-6が増加するとされている．

文献

1) 高崎芳成：膠原病または自己免疫疾患における検査の考え方．チャートによる内科診断学，寺本民生，秋葉 隆，大内尉義，押味和夫，清水輝夫，中川武正，貫和敏博，林 茂樹編，348-349，中外医学社，東京，1996．
2) 高崎芳成：抗核抗体．最新内科学体系 24，膠原病と類縁疾患（免疫・アレルギー疾患3），井村裕夫，尾形悦郎，高久史麿，垂井清一郎編，34-54，中山書店，東京，1993．
3) 高崎芳成：RAの検査とその読み方．RA&セラピー 1：48-58，1995．
4) 高崎芳成：新しい自己抗体．リウマチ'95，新名正由，橋本博史，鳥飼勝隆，山本純紀編，156-159，中外医学社，東京，1995．
5) Mimori T, et al：Autoantibodies to calpastatin (an endogenous inhibitor for calcium-dependent neutral protease, calpain) in systemic rheumatic diseases. Proc Nattl Acad Sci USA 92：7267-7271, 1995.
6) Van Venrooji WJ, et al：Citrullination：a small change for a protein with great consequences for rheumatoid arthritis. Arthritis Res. 2：249-251, 2000.
7) Hayashi Y：The immunology of Sjogren's syndrome：Emphasis on the role of salivary gland autoantigen. Biomed Rev. 9：131-141, 1998.

（高崎　芳成）

巻末資料3

ステロイド薬

I. ステロイド薬の種類

　コルチゾールは副腎より産生されるが，天然コルチゾールには鉱質ステロイド作用（Na貯留，K低下，高血圧，浮腫）があり臨床応用には問題があった。そこで，ヒドロコルチゾン骨格に手を加え，鉱質作用を減弱させ，さまざまな糖質コルチコイドが合成された（**表81**）。一般健常人においては副腎皮質よりプレドニゾロン換算で2.5〜5 *mg/day* 分泌されているとされているが，ステロイド療法とは，合成された糖質ステロイドを補充する治療法である。

表81　ステロイド薬の種類

	糖質力価	鉱質力価	対応量 (*mg*)	生物学的半減期（時間）
短時間作用性				
ヒドロコルチゾン	1	1	20	8〜12
コルチゾン	0.8	0.8	25	8〜12
中間型				
プレドニゾロン	4	0.8	5	12〜36
メチルプレドニゾロン	5	0.5	4	12〜36
トリアムシノロン	5	0	4	12〜36
長時間作用性				
ベタメタゾン	25	0	0.6	36〜54
デキサメタゾン	25	0	0.75	36〜54

II. ステロイド薬の投与法

　ステロイド薬の特徴的な薬効は非常に強力な抗炎症作用であり，かつ，プレドニゾロン換算で20 *mg/day* 以上の投与では免疫能も抑制することである。しかしながら副作用も多種あり，筋肉，皮膚などに対する異化作用，血糖上昇作用，脂肪分解作用，下垂体副腎系機能の抑制など全身の組織に対する多彩な作用を有している。その作用が強力であれば，易感染症を増大して感染症を誘発，糖尿病，骨粗鬆症，消化性潰瘍，動脈硬化，白内障，緑内障，精神症状，筋症，膵炎，成長障害，下垂体副腎系機能の抑制などの副作用につながる。よって作用を十分認識して副作用に注意しながら，患者に総合的に利益となるように使用しなければならない。

リウマチ性疾患での投与法には経口投与，経静脈投与，局所投与がある。

1. 経口投与

　もっとも一般的に用いられるのは全身的経口投与法である。血中濃度は1～2時間後に最大となり，その吸収はほぼ100％である。一般にコルチゾールの生理的分泌の日内変動は，朝に多く夕に少ない。ステロイドの大量ないし中等量の投与では，それにならった分割投与が行われるが，少量（ないし中等量）では朝1回投与が行われる。ただし，抗炎症効果を目的に関節リウマチに少量使用する場合は，朝・夕2回投与で用いる。

　一般的膠原病の治療では初期に大量を投与し，2～4週間継続，その後2週間ごとに10％程度減量するのが原則である。実際には，プレドニゾロン半錠単位（2.5 mg）で近似して行われる。ステロイド投与は減量後ただちに中止するのではなく，維持量として5～15 mg/day を長期に渡り投与する。維持量の決定は，臨床症状および検査所見を注意深く観察して行い，少しでも再燃の徴候があればその直前に投与していた量を維持量として戻す。

　疾患が長年にわたり寛解している場合には，ステロイド療法を中止することも可能である。しかし，生理的な糖質コルチコイドの必要量はプレドニゾロン1錠（5 mg）程度であり，これ以下に減量するときには副腎皮質不全を呈する可能性があることを忘れてはならない（いったん抑制された下垂体副腎皮質機能の回復には約12ヵ月を要するとされている）。

2. 経静脈投与

　経静脈的に投与されたステロイド薬は，血中蛋白と結合できない遊離ステロイドが増え，肝での代謝がすすみ，血液中からの消失が速いとされている。よって，ステロイド薬は，同じ投与量であれば，経口投与のほうが静脈内投与より効果が強いとされており，一般には経口投与が用いられる。しかしながら，ショックなどで緊急の場合，意識低下などで経口投与が難しい場合，激しい下痢や嘔吐で腸管からの吸収が障害されている場合，ステロイドの服用が不確実な場合には経静脈投与を用いる。

　効果的なステロイド静脈内投与としては，ステロイドパルス（セミパルス）療法がある。この治療法は，メチルプレドニゾロン（ソルメドロール）を大量1,000 mg（セミパルスは500 mg）を点滴静注にて連続3日投与し，翌日より後療法としてプレドニゾロン30～50 mg/day を開始する治療法である。おもに，病態が重篤な場合（CNSループス，Ⅳ型ループス腎炎，溶血性貧血，重症間質性肺炎，重症の筋炎，肺高血圧症など），大量ステロイド投与で反応が十分でないときに用いられるが，後療法開始量が，プレドニゾロンのみの治療開始量よりも低く設定でき，結果的に総ステロイド投与を低く抑えられること，入院期間を短縮できるなどの利点がある。

3. 局所投与

　局所投与は，局所に対する強力な抗炎症作用を目的として行われる。おもに全身性エリテマトーデスや皮膚筋炎，血管炎症候群の皮疹に対してステロイド外用薬が用いられる。長期間漫然と投与が行われると，感染などの副作用，また，離脱困難などの問題がおこる。専門である皮膚科とよく相談の

うえ行うことが望ましい。

4. 関節内投与

　関節リウマチにおいては一時的な消炎鎮痛効果を目的として，ステロイド薬を関節内に注入する治療が行われることがある。副腎皮質ステロイド薬単独か局麻剤を混入する方法が一般的である。適応としては，内科治療によりコントロール不良なリウマチ性の関節炎で，その関節の疼痛，腫脹を軽快させることにより，全身の状態が改善するような場合に選択される。ただし，感染性の関節炎でないこと，易出血性のないこと，重症糖尿病のないこと，人工関節などの手術予定のないことが条件となる。原則とし1関節のみとし，同一関節は3ヵ月間隔をあけることとする。ステロイド薬は非懸濁液より持続性にすぐれた水溶性懸濁液を用い，トリアムシノロンアセトニド（ケナコルトA），酢酸メチルプレドニゾロン（デポメドロール）が多く用いられる。膝，肩，股などの大関節には40～20 mg（股関節にはあまり行わない），肘，手関節，足関節には20～10 mg, 指間関節などの小関節には10～5 mg を関注する。通常1％キシロカイン1～3 cc を混入する。副作用として一番問題となるのは化膿性関節炎である。注入後2～3日で局所の熱感，腫脹，疼痛が著明となる。原因のほとんどは注入時の不潔操作によるものが多く，イソジンにて十分消毒し，無菌的に行わなければならない。発症した場合は，切開，排膿，洗浄手術を行わなければ軽快しない。そのほかには，ステロイドの過剰頻回投与により軟骨の壊死，圧壊がおこり，高度の関節変形と不安定性を生じるステロイド性関節症や，懸濁性ステロイド薬の結晶が一過性に関節炎を誘発する結晶誘発性関節炎（Crystal induced arthritis）を認めることがある。また，ステロイドは関節内投与であろうと結果的に全身に吸収され，頻回，多量投与を行えばステロイドの全身性副作用が出現することも忘れてはならない。

Ⅲ．長期コルチコステロイド療法の副作用

表82　長期コルチコステロイド療法の副作用

高頻度に発現
- 高血圧
- カルシウム負のバランス，二次性副甲状腺機能亢進症
- 窒素の負のバランス
- 中心性肥満；満月様顔貌；鎖骨上席脂肪沈着；後頭部脂肪沈着；縦隔広大；体重増加
- 創傷治癒障害；顔面紅斑；皮膚菲薄，脆弱化；紫線条；点状出血，斑状出血
- ざ瘡
- 小児成長障害
- 副腎皮質機能不全
- 高血糖；糖尿病
- 高リポ蛋白血症；アテローム性動脈硬化
- ナトリウム貯留；低カリウム血症
- 感染リスク増加；好中球増多；単球減少；リンパ球減少；遅延型過敏反応抑制
- ミオパシー
- 骨粗鬆症；脊椎圧迫骨折
- 大腿骨頭やその他の骨の骨壊死（無菌性骨壊死）
- 多幸感，情緒不安定，不眠，抑うつ，食欲亢進のような気分や行動の変調
- 後嚢下白内障

低頻度に発現
- 代謝性アルカローシス
- 糖尿病性ケトアシドーシス，高浸透圧非ケトン性糖尿病性昏睡
- 消化性潰瘍疾患（通常は胃），胃出血
- 「無症候性」腸穿孔
- 眼圧上昇，緑内障
- 良性頭蓋内圧亢進，偽脳腫瘍
- 骨折
- 精神病

ごくまれに発現
- 大量パルス療法の急速投与による突然死
- 全身性エリテマトーデス患者にみられる心臓弁膜病変
- 疾病素因を有する患者にうっ血性心不全
- 皮下脂肪組織炎（離脱後）
- 多毛または男性化，インポテンツ，続発性無月経
- 脂肪肝による肝腫大
- 膵炎
- けいれん
- 硬膜外脂肪腫症
- 眼球突出
- 合成コルチコステロイドに対するアレルギーの結果としての蕁麻疹，血管性浮腫

Sternberg EM, Wilder, RL：Corticosteroids. In McCarty DJ, Koopman WJ（eds）：Arthritis and Allied Conditions：A Textbook of Rheumatology. 12th ed. Philadelphia. Lea £ Febiger, pp665-682. 1993.より

（山中　健次郎）

巻末資料4

膠原病の治療

表83　膠原病

疾患	病態	Steroid初期投与量 （PSL換算：mg）	m-PSL pulse	IS	その他の治療
RA	通常のRA DMRADが効くまでの期間	≦15			NSAIDs，DMRADs
	MRA；臓器梗塞，間質性肺炎，重症漿膜炎，筋炎，心筋炎，上強膜炎，多発性単神経炎（運動障害）	40〜80	併用あり	併用あり	NSAIDs，DMRADs
	MRA；皮膚潰瘍，紫斑，軽症漿膜炎，指趾壊疽，多発性単神経炎（知覚障害）	20〜40	併用あり	併用あり	NSAIDs，DMRADs
	MRA；肺線維症，慢性期	5〜20		ときに併用	D-ペニシラミン
SLE	発熱	15〜20			通常数日以内に解熱
	脱毛	20〜30（ときに局所）			
	リンパ節腫脹	≦30			
	関節炎	≦15			
	皮疹	≦20			
	口腔内潰瘍	局所（重症で≦20）			
	漿膜炎（胸膜炎・心外膜炎）	20〜40			
	重症漿膜炎・心タンポナーゼ	40〜60	ときに併用	ときに併用	
	持続的蛋白尿（軽度C3低下，軽度抗DNA抗体上昇）	30〜40			
	持続的蛋白尿（高度C3低下，高度抗DNA抗体上昇）	40〜60	ときに併用	ときに併用 （WHO-IV型）	
	ネフローゼ症候群	≧60	ときに併用 （ただしsemi pulse）	ときに併用	
	腎機能急速悪化	≦60			
	頭痛	≦30			
	CNSループス	≧60	ときに併用	ときに併用	
	間質性肺炎	≧30	ときに併用	ときに併用	
	溶血性貧血	1〜1.5mg/Kg/日	ときに併用	ときに併用	ダナゾール，血漿交換
	血小板減少症	1〜1.5mg/Kg/日	ときに併用	ときに併用	ダナゾール，免疫グロブリン大量投与，血漿交換

	血管炎(小・中血管)	40〜60		ときに併用	血管拡張剤,抗凝固剤
	血管炎(大血管)	20〜40		ときに併用	血管拡張剤,抗凝固剤
MCTD	関節炎,手指腫脹	≦15			血管拡張剤
	発熱,心外膜炎・胸膜,皮疹	≦30			
	筋炎(ただし重症度による)	≦40			
	重症間質性肺炎	≦60	ときに併用	ときに併用	
	腎症 SLEに比べ軽症例が多い	SLEの腎症に準じる	ときに併用	ときに併用	
	肺高血圧症	≦60	ときに併用	ときに併用	血管拡張剤,抗凝固剤
SSc	腎クリーゼ				ACE阻害剤による血圧コントロール
	(≧30にて血圧正常の腎不全発症の危険性有り)
	急性間質性肺炎	≧30	ときに併用	ときに併用	
	肺線維症				D-ペニシラミン
	浮腫期の関節痛・筋肉痛	≦10			
	皮膚硬化(慢性期)				D-ペニシラミン,無効例でコルヒチン
	皮膚硬化(早期・浮腫期)	≦20			
PM/DM	筋炎	50〜60			
	皮膚症状(紅斑,ゴットロンなど)	20〜40	併用		
	間質性肺炎	40〜60			急速進行例,ステロイド抵抗では必須
SS	唾液腺腫脹,リンパ節腫脹,発熱	≦30			
PMR	筋肉痛,発熱	15〜30			

＊これらはあくまでも治療の目安であり,治療は個々の症例につき考えて行うこと。

(山中 健次郎)

巻末資料5

略語一覧

リウマトイド因子	RF
変形性関節症	OA
アメリカリウマチ学会	ACR
アメリカリウマチ協会	ARA
心胸郭係数	CTR
レイノー現象	RP
再発性多巣性骨髄炎	CRMO
徒手筋力測定法	MMT
抗リン脂質抗体症候群	APS
原発性胆汁性肝硬変	PBC
抗核抗体	ANA
サイトメガロウイルス	CMV
不明熱	FUO
関節リウマチ	RA
全身性エリテマトーデス	SLE
混合性結合組織病	MCTD
強直性脊椎炎	AS
評点尺度法	VAS
シェーグレン症候群	SS
非ステロイド抗炎症薬	NSAIDs
寛解導入抗リウマチ薬	DMARDs
滑膜炎・痤瘡・膿疱症・骨肥厚症・骨炎	SAPMO
閉塞性細気管支炎器質化肺炎	BOOP

尿酸ナトリウム1水和物	MSU
多発性筋炎	PM
皮膚筋炎	DM
徒手筋力測定法	MMT
悪性関節リウマチ	MRA
慢性反復性多発性骨髄炎	CRMO
結節性動脈（側頭動脈炎）	TA
円盤性紅斑	DLE
亜急性皮膚エリテマトーデス	SCLE
肺高血圧症	PH
抗好中球抗体	ANCA
全身性強皮症	SSc
免疫複合体	IC
メトトレキサート	MTX
プレドニゾロン	PSL
尿酸クリアランス	UCA
尿中尿酸排泄量	EUA
皮膚筋炎	DM
多発性筋炎	PM
線維筋痛症	FM
顕微鏡的多発血管炎	MPA
結節性動脈周囲炎	PN

索　引

A

アミロイドーシス ………172
亜急性皮膚エリテマトーデス
　（SCLE） …………87, 89
悪性関節リウマチ …17, 19, 20
悪性関節リウマチ全身性動脈炎型
　（Bevans型）………17, 20
悪性関節リウマチの改訂診断基準
　………………………………17
悪性関節リウマチ肺臓炎型
　………………………………20
悪性関節リウマチ末梢動脈炎型
　（Bywaters型）…………20
adult onset Still's disease：AOSD
　……………………………151
ANCA関連血管炎 ………178
AOSDの皮疹 ……………152
amyopathic DM …………64
ankylosing spondlylitis；AS
　……………………11, 33, 37

B

バレー徴候 …………………58
ベーチェット病 ……………11
ボタンホール変形 ………165
びまん性強皮症（diffuse type）
　……………………………142
びまん性全身性強皮症 …143
Bamboo spine ……………35
Bohan Aの診断基準 ………61
Bulge sign ………………166

C

C-ANCA ……17, 162, 178
CNSループス ………………99
CNSループスの分類 ……101
CNSループスのみかた …104
CRP ………………………172

D

唾液腺シンチグラフィー…120
脱毛 …………………… 87, 90
動脈炎 ………………………75
DMARDs …………………13
DMARDsの効果と副作用 …14

E

炎症性サイトカイン ……179
炎症性腸疾患 ………………37
円盤状紅斑（DLE）……87, 90

F

フェリチン ………………153
不明熱 ……………………155
不明熱鑑別診断 …………155
不明熱の定義 ……………155
不明熱の分類 ……………155
Giant Cell Arteritis：GCA
　………………………………75

fibromyalgia：FM …………79

G

ゴットロン（Gottron）丘疹
　………………57, 58, **60**, 165
ガムテスト ………………120
外分泌腺の分泌低下，腫脹を示す疾患
　……………………………117
眼乾燥症（dry eye, xerophthalmia）
　……………………………118
逆流性食道 ………………146
限局性強皮症（limited type）
　……………………… 142, 143
限局性全身性強皮症 ……143
原発性シェーグレン症候群 …2
Gower's 徴候 ………………58
Gout …………………………47

H

ヘリオトロープ疹 …58, **59**, 69
肺高血圧症（PH）………131
肺高血圧症の治療 ………132
白血球数 …………………173
白血球破砕性血管炎
　（leukocytoclastic vasculitis）
　………………………………91
半月体形成性糸球体腎炎
　……………………… 161, 163
反応性関節炎（ライター症候群）
　………………………………37

皮膚筋炎・多発性筋炎の診断 ……61
皮膚筋炎・多発性筋炎の診断基準 ……62
皮膚筋炎の顔面紅斑 ………59
皮膚筋炎の四肢の皮疹 ……60
皮膚筋炎の他の症状 ………61
皮膚硬化を認める疾患 ……144
指尖容積脈波テスト ………134
補体欠損症 …………………178
Hamman-Rich ………………20
HLA-B27 …………………37, 44
Hypomyopathic DM ………69

I

1次性シェーグレン症候群（primary SS）……………118
1次性レイノー現象 ………133
IgGリウマトイド因子 ……20, 176
IgG index …………………101
Infusion reaction ……………30

J

上強膜炎 ……………………20

K

活性化T細胞 ………………179
滑膜炎 ………………………41
可溶性IL-2レセプター …179
関節リウマチ ………1, 5, 8
関節リウマチ患者の活動性の評価 ………………………14
関節リウマチ完全寛解の基準 ………………………15
関節リウマチ管理のアウトライン ………………………13

関節リウマチと悪性関節リウマチの臨床像の比較 ……20
関節リウマチの分類基準 …12
関節リウマチの予後不良因子 ……………………14
乾癬 …………………………44
乾癬性関節炎 ……11, 37, 44
肝胆道系機能 ……………174
急性皮膚エリテマトーデス（ACLE）…………………87
急速進行性糸球体腎炎 ……161
強直性脊椎炎 ……11, 33, 37
強直性脊椎炎診断へのチャート ……………………40
強直性脊椎炎と類縁疾患 …37
強直性脊椎炎の関節外症状 ………………………39
強直性脊椎炎の診断基準 …37
強皮症関連の自己抗体 ……144
強皮症診断へのチャート ……………………148, 150
強皮症に合併する間質性肺炎・肺線維症 ……………145
強皮症のskin score ………148
強皮症の難病認定基準 ……142
強皮症の皮膚所見 …………144
強皮症の皮膚病変 …………145
強皮症の臨床症状 …………144
虚血性腸炎 …………………107
巨細胞(側頭)動脈炎の診断基準 ……………………77
巨細胞動脈炎 ………………75
巨細胞動脈炎の診断基準 …76
筋炎 …………………………69
筋炎/皮膚筋炎の病態 ………69
筋炎関連抗体 ………………61
筋炎のリハビリ ……………64

筋疾患の診察 ………………58
筋肉痛 ………………………75
筋肉痛の種類 ………………76
筋力低下を認める疾患 ……58
蛍光抗体間接法（IF）……175
蛍光色素テスト ……………120
結核感染症 …………………27
血管炎症候群の分類 ………162
血小板 ………………………173
血清補体価 …………………178
結節性多発動脈炎 ……………1
血栓性静脈炎 ………………166
顕微鏡的多発血管炎 ……………………159, 162
抗2本鎖DNA（dsDNA）抗体 ………………………175
抗DNA抗体の特徴 …………95
抗Jo-1抗体 …………………175
抗Scl-70抗体 ………………142
抗Sm抗体 …………………175
抗SS-A抗体 …………119, 175
抗SS-B抗体 …………119, 175
抗Topo-1（Scl-70）抗体 175
抗U1-RNP抗体 ……130, 175
抗α-フォドリン抗体 ………178
抗β2-glycoprotein I 抗体 178
抗アミノアシールtRNA合成酵素抗体 …………………175
抗核抗体 ……………………175
抗カルジオリピン抗体 ……175
高血圧性強皮症腎クリーゼ 145
抗血小板抗体 ………………178
膠原病の概念 …………………1
口腔乾燥症（dry mouse, xerostomia）……………118
抗好中球抗体（ANCA）…162
抗好中球抗体関連血管炎の治療指針

索　引

……………………163
口腔または鼻咽頭潰瘍 ……90
抗好中球細胞質抗体 ………178
抗シトリン化蛋白（CCP）抗体
　………………………178
口唇小唾液腺生検 …………120
抗赤血球抗体 ………………178
高尿酸血症・痛風の治療方針
　…………………………51
高尿酸血症の生活指導 ………53
抗プロトロンビン抗体 ……178
抗ミトコンドリア抗体 ……178
抗リボゾームP抗体 ………175
抗リン脂質抗体 ……………175
抗リン脂質抗体症候群
　……………107, **110**, 178
骨炎症候群 ……………………41
骨肥厚症 ……………………41
古典的PN ……………………162
混合性結合組織病
　………………11, 125, 130. 161
混合性結合組織病の治療 …131
混合性結合組織病診断の手引き
　………………………129
混合性結合組織病診断へのチ
　ャート ……………………137
混合性結合組織病における肺
　高血圧症診断の手引き …131
KL-6 ………………………174

L

LAC …………………………174
lupus headache ……………104

M

末梢神経障害 ………………20
慢性炎症の貧血 ……………173

慢性反復性多発性骨髄炎 …45
慢性皮膚エリテマトーデス
　（CCLE） ……………………90
免疫酵素法（EIA）…………175
免疫複合体 …………………178
免疫ブロット法（IB） ……175
毛細血管拡張 …………60, 146
網状皮斑（livedo reticuralis）
　………………………………90
Microscopic polyangitis：MPA
　…………………………159
mixed connective tissue disease：
　MCTD………11, 125, 130, 161
MMP（matrixmetalloprotease）
　…………………………174
Modified Schoberテスト …39
monosodium urate：MSU
　…………………………49
MPO-ANCA ………………161
MRI …………………………60
myeloperoxidase：MPO
　…………………………178

N

2次性シェーグレン症候群
　（secondary SS） …………118
2次性レイノー現象 ………133
2重免疫拡散法（DID） ……175
日光過敏 ……………………90
尿酸値のコントロール ……53
尿酸ナトリウム1水和物 …49
尿蛋白 ………………………173
尿中尿酸排泄量（EUA） ……52
膿疱症 ………………………41
膿疱性乾癬 …………………44

O

おもな尿酸降下薬 …………53

P

P-ANCA ………………162, 178
pauci-immune glomerulonephritis
　…………………………163
polymyalgia rheumatica：
　PMR ………………………73
polymyositis/dermatomyositis
　：PM/DM ………………55
proteinase-3（PR-3） ……178

Q

Q albumin …………………101

R

ラジオイムノアッセイ法（RIA）
　…………………………175
リウマチ疾患の筋症状 ……59
リウマチ性疾患 ………………1
リウマチ性多発筋痛症…73, **75**
リウマチ性多発筋痛症の特徴
　的な臨床所見 ……………75
リウマチ熱 ……………………1
リウマトイド因子（RF）
　……………………8, 175
リウマトイド因子陰性脊椎炎
　…………………………33
リウマトイド結節 …………10
ループスアンチコアグラント（LA）
　…………………………178
ループス腎炎 …………93, 95
ループスバンドテスト（LBT）
　…………………………91

レイノー現象 ……………87, 91, 133, 165	色素沈着減少 ……………60	seronegative RA ……………176
レイノー現象の基礎疾患 …133	指尖部潰瘍化（陥凹形成） 133	Sharp 分類 ……………11
レイノー現象の治療 ………134	指尖容積脈波 ……………134	Shawl-sign rash ……………59
ローズベンガルテスト ……120	膝蓋クリック兆候 ……………166	Sjögren's Syndrome ……………115
RAHA ……………175	膝窩滑液嚢包（Baker's cyst）炎 ……………166	SLDAI ……………104
RAPA ……………175	掌蹠膿疱症 ……………43	SLE ……………83, 93
rheumatoid arthritis；RA ……………1, 5, 8	食道拡張 ……………146	SLE の頭痛 ……………101
	食道蠕動運動低下 ……………46	SP-D ……………174
S	シルマーテスト ……………120	SS ……………115
サーモグラフィー ……………134	深在性ループス（lupus profounds） ……………91	SSc ……………139
サイクロスポリン A（CsA） ……………155	成人 Still 病 ……………151, 153	Steinbrocker による Stage 分類 ……………12
シェーグレン症候群 …115, **118**	成人 Still 病の診断 ……………153	systemic lupus erythematosus：SLE ……………83, 93
シェーグレン症候群の特殊検査 ……………120	成人 Still 病の皮疹 ……………153	systemic sclerosis：SSc …139
シェーグレン症候群診断への チャート ……………122, 123	生物学的製剤 ……………27	
シェーグレン症候群の診断基準 ……………117	赤沈 ……………172	**T**
シェーグレン症候群の治療 121	石灰沈着 ……………146	多形皮膚萎縮症（Poikiloderma） ……………60
シェーグレン症候群の臨床症状 ……………119	線維筋痛症 ……………79	多関節炎 ……………7
ステロイド剤 ……………182	線維筋痛症の分類基準 ……81	多発性関節炎症例のチェック項目 ……………7
ステロイド剤の維持量 ……182	染色パターン ……………175	多発性筋炎/皮膚筋炎 ……1, 55
ステロイド剤の関節内投与 183	爪郭（nailfold）の毛細血管の異常 ……………60, 91, 133	多発性筋炎/皮膚筋炎診断への チャート ……………70
ステロイド剤の局所投与 ……182	早期関節リウマチの診断基準 ……………11	多発性筋炎/皮膚筋炎の臨床経過 ……………71
ステロイド剤の分割投与 …182	爪周囲炎 ……………91	多発性筋炎および皮膚筋炎の 診断基準 ……………61
ステロイドパルス（セミパルス）療法 ……………182	爪床の梗塞 ……………91	多発性単神経炎 ……………20
ステロイド薬経静脈投与 …182	爪上皮延長 ……………146	蝶形紅斑 ……………87
ステロイド薬の副作用 ……181	側頭動脈炎 ……………75	長期コルチコステロイド療法 の副作用 ……………184
スリットランプによる角膜検査 ……………120	SAPHO 症候群 ……………41, 44	痛風 ……………47
スワンネック変形 ……………165	SAPHO 症候群骨関節病変の発 生頻度 ……………45	痛風関節炎の臨床的特徴 …49
色素沈着過度 ……………60	SAPHO 症候群の診断基準 …44	痛風の診断基準 ……………48
	SAPHO 症候群の皮膚病変発性頻度 ……………45	痛風の病型分類 ……………52
	Saxon テスト ……………120	
	Schober テスト ……………39	

糖質コルチコイド …………181
凍瘡状エリテマトーデス
（chilblain lupus erythematosus）
　………………………………90
凍瘡様皮疹……………………165
特異的圧痛点 ………………81
特発性炎症性筋肉疾患の病型
　分類 ………………………61
徒手筋力測定法（MMT）…58
変形性関節症（OA）…………8
target sign ……………………111
tender points……………………75
Tinel sign ……………………165

U

ウェゲナー肉芽腫症 ………17

V

V-sign rash ……………………59
VAS（visual analog scale）…8

W

WHOのループス腎炎の分類95

Y

溶血性貧血 ……………173, 174

Z

痤瘡 …………………………41
耳下腺・顎下腺のMRI……120
耳下腺造影……………………120
自己免疫疾患 …………………1
腎機能…………………………174
腎症状よりみた腎組織所見の
　推定の仕方 ………………95
蕁麻疹様皮疹 …………………91
腎尿細管性アシドーシス…173
髄液IgG index ………………101
髄液中IL-6 …………………101
全身性エリテマトーデス
　…………1, 2, 3, 11, 83, 86, 93
全身性エリテマトーデスの重
　症度 ………………………104
全身性エリテマトーデス診断
　へのチャート ……………113
全身性エリテマトーデスの活
　動性判定基準 ……………103
全身性エリテマトーデスの消
　化器病変 …………………111
全身性エリテマトーデスの皮
　膚所見 ……………………87
全身性強皮症 ………139, 142
全身性硬化症の分類基準…142
全身性リウマチ性疾患………7

©2007　　　　　　　　　　　　　　　　第1版発行　2007年5月31日

膠原病ケーススタディ

（定価はカバーに表示してあります）

<table>
<tr><td>監　修</td><td>廣　瀬　　俊　一</td></tr>
<tr><td>著　者</td><td>山　中　健次郎
高　崎　芳　成
廣　瀬　俊　一</td></tr>
</table>

検 省	印 略

発行者　　　　服　部　秀　夫
発行所　　株式会社　新興医学出版社
〒113-0033　東京都文京区本郷6丁目26番8号
電話　03（3816）2853　　FAX　03（3816）2895

印刷　株式会社 藤美社　　ISBN978-4-88002-646-6　　郵便振替　00120-8-191625

- 本書の複製権・翻訳権・譲渡権・公衆送信権（送信可能化権を含む）は株式会社新興医学出版社が所有します。
- [JCLS]〈(株)日本著作出版権管理システム委託出版物〉
本書の無断複写は著作権法上での例外を除き禁じられています。複写される場合は，その都度事前に(株)日本著作出版権管理システム（電話03-3817-5670，FAX 03-3815-8199）の許諾を得てください。